• 全国高等中医药院校教材配套辅导用书 •

U0746504

生理学
随堂笔记与习题

主　编　吴智春　王志宏

副主编　刘慧敏　张发艳　吴　江
　　　　马　柯

编　委　（按姓氏笔画排序）
　　　　王桂美　杜秀伟　宋晓彤
　　　　庞小刚　赵　月

中国健康传媒集团
中国医药科技出版社

内容提要

本书以最新版全国高等中医药院校教材为蓝本进行编写，章节编排参考教材。每章包括两大版块：一是"考前划重点"，按照章节权重和教学大纲要求，采用图表和提纲的形式展现知识脉络，归纳梳理学习要点。二是"考前必刷题"，选择期末考试常规题型，覆盖高频考点、重点、难点，方便学生同步练习及考前复习、自测，同时提高知识运用能力和应试能力。本书适合相关专业学生学习使用，也可作为考研复习的重要参考。

图书在版编目（CIP）数据

生理学随堂笔记与习题 / 吴智春，王志宏主编. —北京：中国医药科技出版社，2019.10

全国高等中医药院校教材配套辅导用书

ISBN 978-7-5214-1370-0

Ⅰ. ①生…　Ⅱ. ①吴…②王…　Ⅲ. ①人体生理学—中医学院—教学参考资料　Ⅳ. ①R33

中国版本图书馆CIP数据核字（2019）第211823号

美术编辑　陈君杞
版式设计　南博文化

出版　**中国健康传媒集团** | 中国医药科技出版社
地址　北京市海淀区文慧园北路甲 22 号
邮编　100082
电话　发行：010-62227427　　邮购：010-62236938
网址　www.cmstp.com
规格　880×1230mm $^{1}/_{32}$
印张　6 $^{1}/_{2}$
字数　254 千字
版次　2019 年 10 月第 1 版
印次　2022 年 4 月第 3 次印刷
印刷　三河市万龙印装有限公司
经销　全国各地新华书店
书号　ISBN 978-7-5214-1370-0
定价　**24.00** 元

获取新书信息、投稿、为图书纠错，请扫码联系我们。

前　言

　　医学专业是公认的学习负担较重的专业，医学生从入校开始便要经历各种考试来考查所学知识。如何快速地掌握并牢固记忆考试重点、难点，并在考试中得心应手，取得良好成绩，是很多医学生所在意的问题。

　　《全国高等中医药院校教材配套辅导用书》由多年从事高等中医药院校一线教学的专家团队，以最新版全国高等中医药院校教材为蓝本进行编写。按课程设立分册，各分册章节编排参考相应教材，方便学生同步学习，每册都可以陪伴医学生从开始学习相关课程到参加结课考试，亦可以作为考研复习的重要参考。

　　本丛书包括了中医药高等教育核心课程的21个科目：

中医基础理论	金匮要略
中医诊断学	温病学
中药学	经络腧穴学
方剂学	针灸学
中医内科学	针灸治疗学
中医外科学	人体解剖学
中医妇科学	组织学与胚胎学
中医儿科学	生理学
中医骨伤科学	药理学
内经选读	生物化学
伤寒论选读	

本丛书具有以下特色：

1. 涵盖的课程科目较全面。

2. 各分册中内容板块设置合理、实用、针对性强。"考前划重点"：按照章节权重和教学大纲要求，归纳梳理本章主要内容，融入教师授课时的总结和对学科的感悟，以精简的语言和图表形式，浓缩提炼重点难点，帮助学生系统掌握核心考点内容。"考前必刷题"：习题覆盖教材的全部知识点，题量丰富，题型全面，与各院校相应学科现行考试题型一致。所有习题配有答案与解析，旨在帮助学生复习之后及时自测自检，查漏补缺，强化记忆，从而提高学生对知识的应用能力及应试能力。

3. 双色印刷，视觉层次感强，享受悦读体验。

4. 开本精巧，方便携带。

本丛书适合中医临床医学专业或者相关专业医学生在校学习、备考之用，也可以作为中医执业医师考试和中医相关专业考研复习参考用书。

愿本丛书陪伴你度过充实快乐的学习时光！

丛书编写组

2019年5月

目 录

第一章 绪 论

第一节 生理学的研究内容

1. 生理学的概念

生理学是研究生物体及其各组成部分正常生命活动规律的科学，是生物学的一个分支。

2. 生理学的研究方法

生理学是一门实验性科学，只有无损伤检查才能进行人体实验观察，动物实验是生理学研究的主要方法，分为急性实验和慢性实验。

分类		操作	优点	缺点	举例
急性实验	在体实验	手术暴露实验动物某些需要研究的部位，观察记录人为干预条件下的生理功能活动	实验条件易控制、观察分析较客观	环境发生改变，与整体真实情况差异较大	反射弧分析
	离体实验	手术取出某器官、组织或细胞，置于能保持其正常功能活动的人工环境中，观察功能活动	实验因素单纯	环境发生改变，与整体真实情况差异较大	蛙心灌流
慢性实验		无菌条件下，对动物行手术，暴露、破坏、切除或移植某器官；待动物清醒或接近正常生活状态下，观察其功能活动改变	各器官保持自然关系；动物处于清醒状态	干扰因素多，实验条件较难控制	消化瘘管

3. 生理学研究的三个水平

研究水平	含义	举例
整体水平	研究完整人体功能活动规律及人体与环境的对立统一关系、机体各系统间相互关系	剧烈运动后心率、血压、呼吸的变化
器官、系统水平	研究各器官、系统的功能活动规律及影响因素	心脏射血功能影响因素
细胞、分子水平	研究细胞超微结构功能和生物大分子理化变化过程	细胞跨膜物质转运功能

第二节　生命活动的基本特征

生命活动的基本特征

特征	含义	意义或特点
新陈代谢	生物体与环境之间进行物质交换和能量交换，实现自我更新的过程	是生命活动的最基本表现。新陈代谢一旦停止，生命也将结束
兴奋性	机体、组织或细胞对刺激发生反应的能力	是机体与环境之间相互依存关系的基础，是机体生存的一个必要条件
适应性	机体适应环境的能力和特性	人类不但对生存环境具有被动适应的能力，还能改造环境以主动适应
生殖	生物体生长发育到一定阶段后，产生与自己相似的个体	是物种延续的需要，如果生殖功能丧失，种系不能延续，物种将被淘汰

注：兴奋性与兴奋不同，兴奋是机体接受刺激后发生反应的一种形式，可兴奋细胞（肌细胞、神经细胞和腺细胞）兴奋可以产生动作电位。

第三节　机体的体液、内环境与稳态

1. 体液及其组成

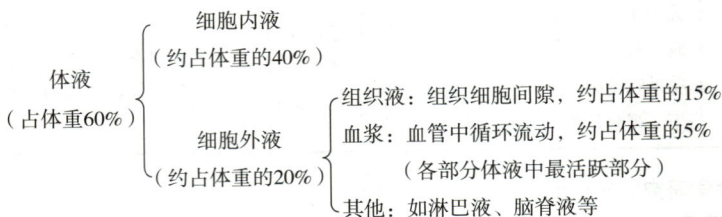

体液（占体重60%）
- 细胞内液（约占体重的40%）
- 细胞外液（约占体重的20%）
  - 组织液：组织细胞间隙，约占体重的15%
  - 血浆：血管中循环流动，约占体重的5%（各部分体液中最活跃部分）
  - 其他：如淋巴液、脑脊液等

2. 内环境与稳态

细胞外液是组织细胞直接接触的生存环境，称为内环境。内环境的相对稳定是机体能自由和独立生存的首要条件。内环境的各项理化性质（如温度、pH、渗透压和各种液体成分等）维持在正常生理范围内称为稳态，是一种相对的、动态的稳定状态，是细胞进行正常生命活动的必要条件。稳态是生理学最重要的基本概念之一。

第四节　机体生理功能的调节

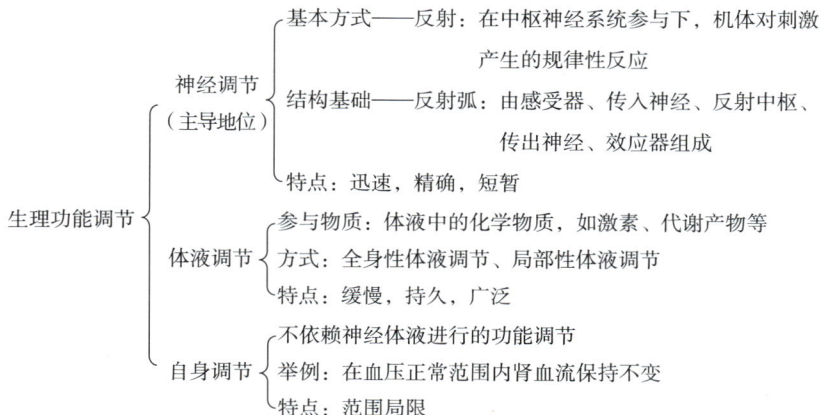

机体生理功能的调节

生理功能调节
- 神经调节（主导地位）
  - 基本方式——反射：在中枢神经系统参与下，机体对刺激产生的规律性反应
  - 结构基础——反射弧：由感受器、传入神经、反射中枢、传出神经、效应器组成
  - 特点：迅速，精确，短暂
- 体液调节
  - 参与物质：体液中的化学物质，如激素、代谢产物等
  - 方式：全身性体液调节、局部性体液调节
  - 特点：缓慢，持久，广泛
- 自身调节
  - 不依赖神经体液进行的功能调节
  - 举例：在血压正常范围内肾血流保持不变
  - 特点：范围局限

神经调节是人体生理功能调节中最主要的形式，通过反射实现。反射是高级的、适应意义明显的反应活动，必须在反射弧结构和功能完整的基础上才得以正常进行，大致可分为两类，即非条件反射和条件反射。

分类	形成	数量	特点	意义	举例
非条件反射	先天具有	少	反射弧固定，不消退	生存活动基本反射	吸吮反射
条件反射	在非条件反射基础上后天建立	多	反射弧不固定，易消退	适应多变的环境	望梅止渴

第五节　机体功能活动的自动控制

机体功能活动的反馈控制调节

机体功能活动的自动控制分为反馈和前馈两种调节形式。反馈是指由受控部分将信息通过反馈联系传回到控制部分的过程，又分为负反馈与正反馈。

分类	定义	意义	举例
负反馈	受控部分发出反馈信息使受控部分活动向原活动相反方向改变	维持稳态	减压反射
正反馈	受控部分发出反馈信息促进控制部分活动向原活动相同方向进行	促使某些生理活动发动后迅速加强，直到其过程完成	血液凝固

考前必刷题

一、选择题

[A型题]

1. 下列属于器官水平研究的是
   A. 机体运动时的血压、呼吸变化
   B. 神经纤维的动作电位
   C. 蛙心灌流
   D. 骨骼肌收缩的原理
   E. 突触传递

2. 按照现代生理学观点，兴奋性为
   A. 机体、组织或细胞对刺激发生反应的能力
   B. 细胞对刺激发生反应的过程
   C. 动作电位就是兴奋性
   D. 可兴奋细胞在受刺激时产生动作电位的过程
   E. 细胞在受刺激时产生适应性反应的过程

3. 关于反射，下列不正确的是
   A. 在中枢神经系统参与下发生的反应
   B. 可分为条件反射和非条件反射两种
   C. 机体通过反射，对外界环境变化做出适应性反应
   D. 没有大脑，就不能发生反射
   E. 是神经调节的基本方式

4. 神经调节的特点是
   A. 调节幅度小

   B. 反应相对迟缓
   C. 作用广泛和持续时间较长
   D. 对刺激感受的灵敏性较低
   E. 作用迅速、精确和短暂

5. 下列生理活动调节中，属于体液调节的是
   A. 吸吮反射
   B. 肾血流量调节
   C. 屈肌反射
   D. 瞳孔对光反射
   E. 女性月经周期的调节

6. 在寒冷环境中，甲状腺激素分泌增多是由于
   A. 神经调节　　B. 体液调节
   C. 自身调节　　D. 旁分泌调节
   E. 神经-体液调节

7. 在下列各种情况中，属于自身调节的是
   A. 当平均动脉压在一定范围内变化时，肾血流量维持相对恒定
   B. 血液pH维持相对恒定
   C. 体温维持相对恒定
   D. 动脉血压维持相对恒定
   E. 血糖水平维持相对恒定

8. 下列关于负反馈调节的叙述，不正确的是

A．是一个闭合回路

B．数量较少

C．反馈信息与控制信息的作用方向相反

D．反馈信号能减弱控制部分的活动

E．是维持内环境稳态的重要调节形式

9．下列生理过程中，属于负反馈调节的是

A．排尿反射 B．排便反射

C．血液凝固 D．降压反射

E．分娩反射

10．下列理论中，常被用来解释维持内环境稳态的是

A．体液调节 B．自身调节

C．正反馈调节 D．负反馈调节

E．前馈控制

[X型题]

1．以下属于急性实验的是

A．蛙心灌流实验

B．描记蟾蜍心搏曲线

C．解剖暴露动物的迷走神经和心脏，电刺激迷走神经观察对心脏活动的影响

D．利用巴甫洛夫小胃研究胃液分泌

E．利用坐骨神经–腓肠肌观察刺激强度对肌肉收缩的影响

2．人体生理学的任务是阐明

A．正常人体功能活动的发生原理

B．正常人体功能活动的规律

C．正常人体功能活动的发展过程

D．正常人体各种功能活动之间的联系

E．环境因素改变对正常人体功能活动的影响

3．下列属于生命活动基本特征的是

A．新陈代谢 B．生殖

C．兴奋性 D．适应性

E．条件反射

4．自身调节的特点是

A．调节幅度较小

B．调节范围较小

C．对刺激感受的灵敏性较低

D．对于局部器官、组织的生理功能调节具有重要意义

E．一定程度上依赖神经及体液调节

5．下列属于正反馈调节特点的是

A．维持机体的稳态

B．使生理过程一旦发动起来就逐步加强、加速，直至完成

C．所控制的过程是不可逆的

D．分娩过程是正反馈控制的例子

E．反馈信息的作用与控制信息的作用方向相同

6．与反馈控制相比，前馈控制的特点有

A．速度快 B．不会失误

C．有预见性 D．适应性强

E．调节效果滞后

二、名词解释

1．生理学

2．内环境

3．反射

4．自身调节

5．负反馈

6．正反馈

三、填空题

1．生理学的研究可分为_____，_____和细胞、分子水平三个水平。

2．可兴奋细胞包括_____、_____和_____，它们兴奋时共有的特征是产生_____。

3．神经调节通过_____来完成其调节功能，并以_____为结构基础。

4．反射弧由感受器、传入神经、

_____、传出神经和_____组成。

四、问答题

1. 什么叫内环境稳态？内环境稳态具有什么生理意义？举例说明机体如何保持内环境相对稳定？

2. 生理功能的调节方式有哪些？它们之间的关系如何？

参考答案与解析

一、选择题

[A型题]

1. C。解析：器官、系统水平的研究主要是研究器官和系统的活动规律。蛙心灌流是研究心脏的活动规律，属于器官水平研究；机体运动时血压、呼吸的变化是以完整的机体为研究对象，属于整体水平研究；神经纤维的动作电位和突触传递是以神经元为研究对象，骨骼肌收缩的原理是以骨骼肌细胞为研究对象，均属于细胞、分子水平的研究。

2. A。解析：兴奋性是指机体、组织或细胞对刺激发生反应的能力；兴奋是细胞接受刺激发生反应的过程，可兴奋细胞接受刺激时产生动作电位的过程是兴奋。

3. D。解析：反射是神经调节的基本方式，是指在中枢神经系统参与下，机体对刺激产生的规律性的适应意义明显的反应，分为条件反射和非条件反射。条件反射的发生需要大脑皮层参与，非条件反射由较低级的神经中枢参与即可完成。

4. E。解析：神经调节的特点是反应迅速、精确，作用局限而短暂。反应相对迟缓，作用广泛和持续时间较长是体液调节的特点；调节幅度小和对刺激感受的灵敏性较低是自身调节的特点。

5. E。解析：吸吮反射、屈肌反射、瞳孔对光反射属于神经调节；肾血流量调节属于自身调节；女性月经周期是由下丘脑-腺垂体-卵巢轴来调节的，属于体液调节。

6. E。解析：寒冷环境首先作用于中枢神经系统，通过促进下丘脑释放促甲状腺激素释放激素（TRH），刺激腺垂体释放促甲状腺激素（TSH），促进甲状腺产生和分泌甲状腺激素，属神经-体液调节。

7. A。解析：当平均动脉压在一定范围内变化时，肾血流量维持相对恒定，这种现象在去除神经或离体的肾中仍然存在，属于自身调节。

8. B。解析：每一个自动控制系统都是闭合回路；负反馈的反馈信息与控制信息的作用方向相反，能减弱控制部分的活动；负反馈具有双向调节的特点，是维持体内功能活动处于相对稳定状态的主要形式。负反馈数量较多，正反馈数量较少。

9. D。解析：降压反射即颈动脉窦和主动脉弓压力感受性反射，具有双向调节能力，是一种负反馈调节机制；排尿反射、排便反射、血液凝固和分娩反射都是使调控系统处于不断重复与加强的状态，属于正反馈调控。

10. D。解析：负反馈调节具有双向调节的特点，是维持内环境稳态的主要调控机制。

[X型题]

1. ABCE。**解析**：描记蟾蜍心搏曲线和解剖暴露动物的迷走神经和心脏，电刺激迷走神经观察对心脏活动的影响均属于急性在体实验；蛙心灌流实验和利用坐骨神经–腓肠肌观察刺激强度对肌肉收缩的影响均属于急性离体实验。利用巴甫洛夫小胃研究胃液分泌为慢性实验。

2. ABCDE。**解析**：生理学的任务是研究机体各种功能活动的发生原理、发展过程、活动规律，各种功能活动之间的联系，环境因素改变对它们的影响，以及整体状态下它们的相互协调与统一等。

3. ABCD。**解析**：生物体最基本的生命活动是新陈代谢、兴奋性、适应性与生殖。

4. ABCD。**解析**：自身调节的调节幅度、范围都比较小，对刺激感受的灵敏性也较低，但是对于局部器官、组织的生理功能的调节有重要意义。

5. BCDE。**解析**：正反馈是指受控部分发出的反馈信息，与控制信息作用方向相同，使生理过程逐步加强直至完成，是不可逆的，分娩反射属于正反馈调控。维持机体稳态是负反馈调节的特点和意义。

6. ACD。**解析**：前馈控制的意义是在生理效应未出现变化之前，控制部分对效应器可能出现的变化进行调节。同反馈控制相比，前馈速度更快，有预见性，适应性强，可避免负反馈调节的滞后反应，但前馈有可能出现失误。

二、名词解释

1. 生理学是研究正常生命活动规律的科学，是生物学的一个重要分支。

2. 细胞外液是组织、细胞直接接触的生存环境，称为机体的内环境。

3. 反射是指在中枢神经系统参与下，机体对刺激产生的规律性的适应性反应。

4. 自身调节是指某些组织或器官不依赖神经、体液调节，自身对组织环境的改变做出的适应性反应。

5. 负反馈是指受控部分发出的反馈信息调节控制部分功能活动，使受控部分的活动向其原活动相反的方向改变。

6. 正反馈是指受控部分发出的反馈信息，促进或上调控制部分的活动，使受控部分的活动朝向原先活动相同的方向。

三、填空题

1. 整体水平 器官、系统水平

2. 神经细胞 肌细胞 腺细胞 动作电位

3. 反射 反射弧

4. 反射中枢 效应器

四、问答题

1. 内环境的理化性质保持相对稳定的状态，称内环境稳态。内环境稳态是细胞进行正常生命活动的必要条件，稳态的破坏或失衡将会引起机体功能的紊乱而出现疾病。内环境稳态是在多种功能系统相互配合下实现的动态平衡。例如，由于组织细胞大量消耗O_2，排出CO_2，导致内环境中O_2及CO_2分压的不断改变，而肺的呼吸活动和血液的运输功能可以使之保持相对稳定。

2. 生理功能的调节方式主要有神经调节、体液调节和自身调节。①神经调节是通过神经系统的活动对机体生理功能进行的调节；②体液调节是指体内某些特殊的化学物质通过体液运输途径对机体功能活动的调节；③自身调节是指某些组织或器官不依赖于神经、体液调节，自身对环境的改变所做出的适应性反应。以上3种调节方式密切配合，实现机体对环境变化的适应，神经调节起主导作用。由于大多数内分泌细胞直接或间接受神经系统支配，故体液调节常成为神经调节的一个传出环节，称为神经-体液调节。自身调节是神经调节、体液调节的重要补充。

第二章　细胞的基本功能

第一节　细胞膜的基本结构和物质转运功能

1. 细胞膜的物质转运功能

细胞膜的物质转运功能是细胞维持正常代谢、进行各项生命活动的基础。根据转运物质分子大小、脂溶性、是否顺浓度差、是否消耗能量对其进行分类。

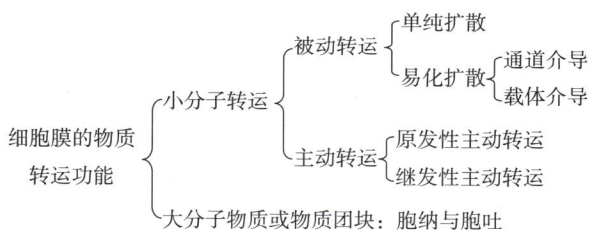

```
                                        ┌─ 单纯扩散
                          ┌─ 被动转运 ─┤              ┌─ 通道介导
           ┌─ 小分子转运 ─┤            └─ 易化扩散 ─┤
           │              │                          └─ 载体介导
细胞膜的物质│              │            ┌─ 原发性主动转运
  转运功能 ─┤              └─ 主动转运 ─┤
           │                           └─ 继发性主动转运
           └─ 大分子物质或物质团块：胞纳与胞吐
```

2. 细胞膜的物质转运形式

转运方式	转运物质	耗能或动力	方向	特征
单纯扩散	O_2、CO_2、脂溶性小分子物质	不需额外耗能	顺浓度梯度	扩散速率取决于其浓度差和膜的通透性
通道介导易化扩散	离子（Na^+、K^+、Ca^{2+}等）	膜两侧离子浓度差和电位差	顺浓度梯度	①借助膜整合蛋白变构作用形成水相通道；②离子选择性；③门控特性
载体介导易化扩散	氨基酸、葡萄糖	转运物质的浓度差	顺浓度梯度	①借助于膜上的蛋白载体；②结构特异性高；③饱和现象；④竞争性抑制
原发性主动转运	离子	直接分解ATP供能	逆浓度梯度	①借助于膜上具有酶活性的蛋白质（泵）；②具有特异性

续表

转运方式	转运物质	耗能或动力	方向	特征
继发性主动转运	小肠上皮、肾小管上皮对葡萄糖、氨基酸吸收	间接耗能，来自钠在膜两侧的浓度势能差	逆浓度梯度	逆浓度或电位梯度，间接耗能
胞纳	大分子物质或物质团块	间接耗能	进入细胞内	借助于细胞膜变形及结构变化等
胞吐			细胞内排出	

离子通道大多有"闸门"，在未激活时是关闭的，在一定条件下"闸门"被打开，允许离子顺浓度梯度瞬间大量通过，即通道有"开放"和"关闭"两种不同的功能状态，通道"开放"状态是离子扩散的前提条件。

3. 门控离子通道分类

通道分类	解释	举例
电压门控通道	膜电位水平控制开闭，即膜去极化达一定电位时开放	心肌细胞膜上的快钠通道
配基（化学）门控通道	受膜环境中某些化学物质（如激素、递质等）影响而开放	骨骼肌细胞膜上阳离子通道
机械门控通道	膜的局部受牵拉变形激活	听觉毛细胞上离子通道

介导原发性主动转运的膜蛋白是离子泵，按其转运的物质种类可分为钠泵、钾泵、钙泵等，其中对钠 – 钾泵的研究是最充分的。

4. 钠–钾泵的转运特点和意义

名称	钠泵；Na^+–K^+依赖性ATP酶
转运特点	①逆浓度差将细胞内的Na^+泵出细胞外，把细胞外的K^+泵入细胞内；②一般情况下，每分解一分子ATP，可移出3个Na^+，并换回2个K^+；③由于钠泵的这种活动使细胞外正离子净增而电位升高，因此将其称为生电性泵
意义	①造成细胞内高K^+，这是许多代谢过程的必需条件；②将Na^+排出细胞，减少水分子进入细胞，维持细胞正常体积；③逆浓度差和电位差进行转运，建立势能贮备，是细胞内外Na^+和K^+顺浓度差和电位差移动的能量来源

第二节 细胞的跨膜信号转导功能

跨膜信号转导的概念

细胞外信息以信号形式传递到膜内，引发靶细胞相应的功能效应，这一过程称为跨膜信号转导。细胞外的信号物质称为配体，通常由特定的细胞合成和释放，如神经递质、激素、细胞因子、气体分子（NO、CO）等。受体是指存在于细胞膜或细胞内的特殊蛋白质，能特异性识别配体并与之结合，进而诱发生物学效应。

第三节 细胞的生物电现象

1. 静息电位及其产生机制

静息电位是指细胞处于安静状态（未受刺激）时，存在于细胞膜内外两侧的电位差。静息电位表现为膜外相对为正而膜内相对为负。不同细胞静息电位值不同，哺乳动物神经细胞和肌肉细胞为$-70mV \sim -90mV$。

常用生物术语	含义
极化	静息电位时膜两侧所保持的外正内负的状态，是细胞处于生理静息状态的标志
超极化	膜电位增大，如从$-70\ mV$变化为$-80\ mV$
去极化	膜电位减小，如从$-70\ mV$变化为$-60\ mV$
反极化（超射）	去极化至零电位后，膜电位进一步变为正值（内正外负）
复极化	细胞膜去极化后，再向静息电位恢复的过程

静息电位产生机制：①细胞内外离子分布不均匀，胞内K^+和带负电荷的蛋白多，胞外Na^+多；②膜的选择性通透性，安静时膜对K^+通透性大，对带负电荷蛋白质的通透性几乎为零；③K^+外流使膜外带正电，膜内带负电荷的蛋白质有随着K^+外流的倾向，但不能出膜，形成与K^+隔膜相吸的极化状态，使膜内带负电；④静息电位的值相当于K^+的平衡电位。

2. 动作电位的概念、特点和机制

（1）概念

动作电位是指细胞受到有效刺激时，在静息电位的基础上爆发的迅速、短暂的，可向远处传播的电位波动，是各种可兴奋细胞发生兴奋时具有的特征性表现，作为兴奋的标志。

（2）特点

特点	解释
全或无定律	给予细胞阈下刺激时，无动作电位发生；当刺激强度达到阈值时就可引发动作电位，且其幅度和形状不随刺激强度改变而变化
不衰减传导	动作电位在细胞膜的某一处产生后，可沿着细胞膜进行传导，直至整个细胞膜都依次产生动作电位，在传播过程中，其幅度和形状均不因传导距离的加大而改变

（3）机制

动作电位的分期	电位变化	产生机制
去极相（上升支）	膜受刺激后发生快速去极化和反极化	有效刺激使膜电位减小到阈电位，大量Na^+通道开放，Na^+内流致去极化、反极化至Na^+平衡电位
复极相（下降支）	膜电位复极化	Na^+通道迅速关闭，Na^+停止内流，膜对K^+通透性增加，K^+迅速外流
复极后恢复期	膜轻度超极化后恢复到静息电位	Na^+-K^+泵活动增强致超极化，最后恢复到K^+平衡电位

3. 局部电位

阈下刺激不足以引起细胞兴奋产生动作电位，但它可以引起受刺激的膜局部出现一个较小的去极化电位，刺激停止膜电位复极到静息电位水平，这种膜电位波动称为局部电位。局部电位的产生亦是由于Na^+内流所致，只是在阈下刺激时，Na^+通道开放数目少，Na^+内流少，去极化达不到阈电位水平。

（1）局部电位的特点

特点	解释
电紧张扩布	电位幅度随传播距离增加而减小，因而不能进行远距离传播
不具"全或无"现象	一定范围内，局部电位的幅度随刺激强度的增强而增大
没有不应期，可总和	时间总和（同一部位先后给予多个阈下刺激）和空间总和（不同部位同时给予多个阈下刺激）；如果局部电位经过总和使膜电位减小到阈电位，细胞膜便可产生动作电位

（2）局部电位与动作电位的比较

	局部电位	动作电位
刺激强度	由阈下刺激引起	由阈刺激或阈上刺激引起
开放的Na$^+$通道	较少	大量（受刺激部位Na$^+$通道突然大量开放）
电位变化幅度	小（在阈电位以下波动）	大（达阈电位以上）
等级性	有，电位幅度随刺激强度的增加而增大	无；"全或无"现象，单个阈下刺激不产生动作电位，阈刺激或阈上刺激产生动作电位的幅度相等
不应期	无	有
可总和性	有（包括时间和空间总和）	无
传播特点	电紧张扩布，随时间和距离延长迅速衰减，不能向远处传播	能以局部电流的形式连续而不衰减地向远处传播

4. 刺激引起动作电位的条件

不是任何刺激都能引起组织细胞的反应，要使细胞发生反应，必须达到一定的刺激量，刺激量通常包括3个参数，即一定的强度、一定的持续时间以及一定的强度 – 时间变化率。

（1）阈值：一般所指阈值是指强度阈值，即在刺激作用时间和强度 – 时间变化率都固定不变的情况下，能引起组织兴奋所需的最小刺激强度，又称阈强度，是衡量组织兴奋性高低的常用指标。阈值的大小与兴奋性高低呈反变关系，阈值大，表示组织的兴奋性低；阈值小，表示兴奋性高。

强度等于阈值的刺激称为阈刺激，大于阈值的刺激称为阈上刺激，小于阈值的刺激称为阈下刺激。阈刺激和阈上刺激可引起组织细胞兴奋，阈下刺激不能引起兴奋。

（2）阈电位：当膜电位去极化达到某一临界值时，出现膜上的Na$^+$通道大量开放，Na$^+$大量内流而产生动作电位，膜电位的这个临界值称为阈电位。阈电位一般比静息电位低10 ~ 20mV，刺激引起膜去极化达到阈电位时，才会爆发动作电位。一般来说，细胞或组织兴奋性的高低与静息电位和阈电位的差值大小有关。

5. 细胞兴奋后兴奋性的变化

分期	概念	与动作电位的对应关系	兴奋性	可能机制
绝对不应期	兴奋发生最初一段时间，任何刺激均不能使细胞再次兴奋	锋电位	降至零	大部分Na^+通道处于激活状态或开放后完全失活，不能被再次激活
相对不应期	细胞的兴奋性逐渐恢复，受到阈上刺激后可发生兴奋	负后电位前期	逐渐恢复，低于正常	Na^+通道开始复活，较强刺激能引发动作电位
超常期	阈下刺激就可使细胞发生兴奋	负后电位后期	高于正常	Na^+通道大部分复活，而膜电位离阈电位较近，细胞容易兴奋
低常期	阈上刺激可使细胞发生兴奋	正后电位	低于正常	钠泵活动增强，使膜电位值加大，膜电位与阈电位距离较远，细胞不容易兴奋

6. 动作电位在同一个细胞上的传导

可兴奋细胞的细胞膜任何一处产生的动作电位都可沿着细胞膜向周围传播，使整个细胞膜都可依次产生一个与原先被刺激部位同样的动作电位，即兴奋传播到全部细胞膜。

细胞膜产生动作电位的部位呈现膜内正电位、膜外负电位；而邻近的安静部位则是膜内负电位、膜外正电位。在膜的兴奋部位与邻近的静息部位之间存在着电位差，由于电位差的驱动使膜外正电荷由静息部位向兴奋部位移动，膜内的正电荷由兴奋部位向静息部位移动，形成局部电流，造成未兴奋部位膜的去极化，当邻近的未兴奋部位膜去极化达到阈电位时，产生动作电位。

神经纤维类型	兴奋传导机制	传导方式	传导特点
无髓鞘神经纤维	兴奋部位与邻近未兴奋部位产生电位差而形成局部电流，刺激未兴奋部位产生动作电位	以局部电流形式连续传导	传导速度较慢
有髓鞘神经纤维	髓鞘包裹的节段不能产生动作电位，只能在相邻的郎飞结处形成局部电流而刺激未兴奋部位的郎飞结产生动作电位	在相邻郎飞结间跳跃传导	传导速度快，耗能少

第四节 肌肉的收缩功能

1. 横纹肌细胞的兴奋-收缩耦联

以膜的电变化为特征的兴奋和以肌丝滑行为基础的收缩联系起来的中介过程称为兴奋－收缩耦联。基本过程包括：①肌膜上的动作电位通过横管系统向肌细胞深处传导→激活肌膜和横管膜L型钙通道；②激活的L型钙通道通过变构作用（骨骼肌）或内流的Ca^{2+}（心肌）激活终池膜上的钙释放通道→Ca^{2+}释放入胞浆→胞浆内的Ca^{2+}浓度升高；③胞浆内Ca^{2+}浓度升高启动肌丝滑行过程，肌肉收缩；④胞浆内Ca^{2+}浓度升高的同时激活纵管膜上的钙泵→将胞浆Ca^{2+}回收入肌质网→胞浆Ca^{2+}浓度降低→肌肉舒张。由此可见，兴奋－收缩耦联的结构基础是横管和来自两侧的纵管终池构成的三联管结构，中介因子是Ca^{2+}。

2. 影响横纹肌收缩效能的因素

肌肉收缩效能表现为收缩时产生的张力大小、肌肉缩短的程度，以及产生张力或肌肉缩短的速度。横纹肌的收缩效能决定于肌肉收缩前或肌肉收缩时所承受的负荷和肌肉自身的收缩能力。

影响因素	含义	影响分析
前负荷	肌肉在收缩之前所遇到的负荷或阻力称为前负荷，使肌肉在收缩之前处于一定初长度	最适初长度时肌肉收缩产生最大主动张力；大于或小于这个初长度，收缩张力都会下降
后负荷	肌肉开始收缩之后遇到的负荷或阻力	前负荷不变，随后负荷增加，收缩张力增加而速度减小
肌肉收缩能力	与前、后负荷无关的肌肉本身内在特性，与收缩和舒张过程各环节的肌肉内部功能状态有关	缺氧、酸中毒、能源物质缺乏等可降低肌肉收缩能力；Ca^{2+}、咖啡因、肾上腺素等可提高肌肉的收缩效果

3. 骨骼肌收缩的外部表现

肌肉收缩的效应为长度的缩短和（或）张力的增加，表现为等张收缩和等长收缩。根据刺激频率的不同，可出现单收缩和强直收缩等收缩形式。

收缩形式	含义
等张收缩	肌肉收缩时长度明显缩短但张力始终不变；长度缩短可使躯体对抗某种阻力而移位，完成一定的物理功
等长收缩	肌肉收缩时长度不能缩短，但张力增大；张力增加可保持躯体一定的体位，但无移位和做功

续表

收缩形式	含义
单收缩	给予骨骼肌一次单个电刺激，可产生一次动作电位，引起肌肉发生一次迅速而短暂的收缩和舒张过程
强直收缩	不完全强直收缩：给肌肉以连续的短促刺激，后一刺激落在前一个刺激引起收缩过程的舒张期
	完全强直收缩：后一刺激落在前一个刺激引起收缩过程的收缩期

考前必刷题

一、选择题

[A型题]

1. 对单纯扩散速度无影响的因素是
   A. 膜两侧的浓度差
   B. 膜对该物质的通透性
   C. 膜通道的激活
   D. 物质分子量的大小
   E. 物质的脂溶性

2. 脂肪酸进出细胞的方式是
   A. 主动转运
   B. 易化扩散
   C. 单纯扩散
   D. 通道介导的易化扩散
   E. 载体介导的易化扩散

3. 水分子快速通过细胞膜主要是借助
   A. 水泵　　　　　B. 载体蛋白
   C. 水通道　　　　D. 单纯扩散
   E. 离子通道

4. 单纯扩散、易化扩散和主动转运的共同特点是
   A. 转运的物质都是小分子
   B. 顺浓度梯度
   C. 要消耗能量
   D. 有饱和性
   E. 需要膜蛋白帮助

5. 安静时，细胞膜内外Na^+、K^+分布不均是由于
   A. 单纯扩散
   B. 载体介导的易化扩散
   C. 通道介导的易化扩散
   D. Na^+-K^+泵主动转运
   E. 胞纳与胞吐

6. 关于钠泵的叙述，下列不正确的是
   A. 其本质是细胞膜上的蛋白质
   B. 一般情况下，一个转运周期泵出3个Na^+，同时泵入2个K^+
   C. 具有ATP酶活性
   D. 人体细胞新陈代谢所释放的能量大约25%用于Na泵的转运
   E. 活动增强导致细胞膜去极化

7. 不属于原发性主动转运的是
   A. 肌浆网钙泵对Ca^{2+}的摄取
   B. 甲状腺上皮细胞对I^-摄取
   C. 钠泵转运Na^+和K^+
   D. 小肠黏膜上皮细胞吸收葡萄糖
   E. 胃腺壁细胞分泌H^+

8. 运动神经纤维末梢释放乙酰胆碱（ACh）属于

A. 单纯扩散

B. 原发性主动转运

C. 继发性主动转运

D. 胞吐

E. 胞纳

9. 决定神经细胞不应期长短的通道是

   A. 电压门控通道

   B. 化学门控通道

   C. 机械门控通道

   D. 配基门控通道

   E. 非门控通道

10. 当达到K^+平衡电位时

   A. 膜两侧K^+浓度梯度为零

   B. 膜外K^+浓度大于膜内

   C. 膜两侧电位梯度为零

   D. 膜内电位较膜外电位相对较正

   E. 膜内侧K^+的净外流为零

11. 逐渐增加细胞外液中的K^+浓度，静息电位将

   A. 逐渐减小

   B. 逐渐增大

   C. 不变

   D. 先增大后减小

   E. 先减小后增大

12. 动作电位产生过程中，K^+迅速外流出现

   A. 极化   B. 去极化

   C. 超极化   D. 复极化

   E. 反极化

13. 神经细胞动作电位的幅度接近于

   A. K^+平衡电位

   B. Na^+平衡电位

   C. 静息电位绝对值与超射值之和

   D. 静息电位绝对值与超射值之差

   E. 超射值

14. 以下关于动作电位的描述，正确的是

A. 刺激强度小于阈值时，出现低幅度的动作电位

B. 刺激强度达到阈值时，再增加刺激强度，则动作电位的幅度随之增大

C. 动作电位的大小随着传导距离增大而减小

D. 有不应期，不可以总和

E. 在动作电位的去极相，膜电位由内正外负变为内负外正

15. 神经纤维兴奋的标志是

   A. 阈电位   B. 锋电位

   C. 基强度   D. 阈刺激

   E. 负后电位

16. 单根神经纤维动作电位中，正后电位出现在

   A. 阈电位之后

   B. 超射之后

   C. 锋电位之后

   D. 负后电位之后

   E. 阈电位之前

17. 神经纤维动作电位去极化过程中，膜电位值超过0mV的部分称为

   A. 去极化   B. 超极化

   C. 复极化   D. 超射

   E. 极化

18. 对于单根神经纤维来说，在阈强度的基础上将刺激强度增大一倍时，动作电位的幅度会

   A. 增加1倍   B. 减少1倍

   C. 增加2倍   D. 减少2倍

   E. 保持不变

19. 具有"全或无"特征的电信号是

   A. 动作电位

   B. 感受器电位

C. 兴奋性突触后电位（EPSP）

D. 抑制性突触后电位（IPSP）

E. 终板电位

20. 将一对刺激电极置于神经干外表面，当通以直流电进行刺激时兴奋最先发生在

　　A. 刺激电极阳极下方

　　B. 刺激电极阴极下方

　　C. 两个刺激电极处同时发生

　　D. 两处均不发生

　　E. 阴极或阳极以外的地方

21. 刺激引起兴奋的基本条件是使跨膜电位达到

　　A. 负后电位　　　　B. 锋电位

　　C. 阈电位　　　　　D. 正后电位

　　E. 局部电位

22. 降低离体神经纤维浸浴液中的Na^+浓度，则单根神经纤维动作电位的超射值将

　　A. 增大

　　B. 减小

　　C. 不变

　　D. 先增大后减小

　　E. 先减小后增大

23. 通常用作衡量神经纤维兴奋性高低的指标是

　　A. 动作电位幅度　　B. 刺激频率

　　C. 动作电位频率　　D. 阈值

　　E. 刺激持续时间

24. 关于神经纤维的阈电位，下列不正确的是

　　A. 是Na^+通道大量开放的临界膜电位值

　　B. 一般比静息电位的绝对值低
　　　 $10 \sim 20mV$

　　C. 神经和肌细胞的阈电位为$-50 \sim$

　　　　$-70mV$

　　D. 阈电位和静息电位之间的差值越大，细胞兴奋性越低

　　E. 阈电位和细胞兴奋性无关

25. 神经细胞在接受一次阈上刺激后，其兴奋性周期变化的顺序是

　　A. 相对不应期—绝对不应期—超常期—低常期

　　B. 绝对不应期—相对不应期—低常期—超常期

　　C. 绝对不应期—低常期—相对不应期—超常期

　　D. 绝对不应期—相对不应期—超常期—低常期

　　E. 相对不应期—绝对不应期—低常期—超常期

26. 即使给予非常强大的刺激，神经元也不能产生动作电位的时期是

　　A. 绝对不应期　　　B. 相对不应期

　　C. 超常期　　　　　D. 低常期

　　E. 绝对不应期和相对不应期

27. 神经纤维中相邻两个锋电位的时间间隔至少应大于其

　　A. 相对不应期　　　B. 绝对不应期

　　C. 超常期　　　　　D. 低常期

　　E. 相对不应期和绝对不应期之和

28. 有髓神经纤维的传导特点是

　　A. 单向传导　　　　B. 传导速度慢

　　C. 衰减性传导　　　D. 跳跃式传导

　　E. 离子跨膜移动总数多

29. 骨骼肌收缩和舒张的基本功能单位是

　　A. 肌节　　　　　　B. 肌原纤维

　　C. 肌纤维　　　　　D. 粗肌丝

　　E. 细肌丝

30. 能回收骨骼肌细胞质中Ca^{2+}的钙泵主

要分布于

  A．肌膜   B．肌细胞核膜

  C．横管膜   D．肌质网膜

  E．线粒体膜

31．后一个刺激落在前一个刺激收缩的舒张期内，引起的复合收缩是

  A．单收缩

  B．不完全强直收缩

  C．完全强直收缩

  D．等张收缩

  E．等长收缩

32．骨骼肌是否发生强直收缩主要取决于

  A．刺激强度   B．刺激时间

  C．刺激频率   D．刺激电流

  E．刺激强度–时间变化率

33．在骨骼肌发生强直收缩时，肌细胞的动作电位

  A．幅度减小   B．幅度变大

  C．相互融合   D．不发生融合

  E．幅度增大但不融合

[B型题]

  A．原发性主动转运

  B．通道介导的易化扩散

  C．单纯扩散

  D．胞吐

  E．继发性主动转运

1．Na^+、K^+逆浓度差的跨膜离子移动属于

2．安静时细胞膜内K^+向膜外移动是通过

  A．河豚毒素   B．美洲箭毒

  C．四乙胺   D．阿托品

  E．维拉帕米

3．选择性阻断Na^+通道的物质是

4．用于阻断K^+通道的药物是

  A．K^+内流   B．Cl^-内流

  C．Na^+内流   D．K^+外流

  E．Ca^{2+}内流

5．神经细胞动作电位去极化过程中，占优势的离子流是

6．骨骼肌细胞动作电位复极化过程中，主要的离子流是

  A．极化   B．去极化

  C．复极化   D．超极化

  E．反极化

7．安静时细胞膜两侧内负外正的状态称为

8．在静息电位基础上，膜内电位负值减小称为

9．在静息电位基础上，膜内电位负值增大称为

  A．前负荷

  B．后负荷

  C．肌肉收缩能力

  D．前负荷和后负荷之和

  E．前负荷和后负荷之差

10．肌肉的初长度取决于

11．肌肉内蛋白质或横桥功能特性的变化，能影响

[X型题]

1．关于细胞膜结构的叙述，正确的是

  A．主要由脂类和蛋白质组成

  B．膜的脂类中磷脂含量最高，其次为胆固醇

  C．膜蛋白主要以表面蛋白和整合蛋白两种形式存在

  D．细胞的抗原特性是由膜上的糖链决定的

  E．膜的功能同膜蛋白的功能密切相关

2．以载体为中介的易化扩散的特点是

  A．有结构特异性

  B．饱和现象

  C．竞争性抑制

  D．不依赖细胞膜上的蛋白质

  E．浓度依赖性

3. 带电离子通过细胞膜的扩散量取决于
   A. 膜两侧离子的浓度梯度
   B. 膜对该离子的通透性
   C. 该离子所受的电场力
   D. 该离子的分子量大小
   E. 该离子通道开放数量
4. 关于主动转运的叙述，正确的是
   A. 顺电位差进行
   B. 不消耗能量
   C. 不需要蛋白质
   D. 逆浓度差进行
   E. 有选择性
5. 细胞的信号转导通路包括
   A. G蛋白耦联受体介导的信号转导
   B. 通过酪氨酸激酶受体介导的信号转导
   C. 通过鸟苷酸环化酶受体介导的信号转导
   D. 离子通道介导的信号转导
   E. 核受体介导的信号转导
6. 哺乳动物骨骼肌细胞的细胞外液与细胞内液相比，细胞外液含有
   A. 较多的 Na^+　　　B. 较多的 Cl^-
   C. 较少的 Na^+　　　D. 较多的 K^+
   E. 较少的 K^+
7. 关于单根神经纤维动作电位幅度的叙述，正确的是
   A. 随刺激强度变化而改变
   B. 随细胞外 Na^+ 含量的变化而改变
   C. 不随传导距离而改变
   D. 不随细胞的种类而改变
   E. 随细胞外 K^+ 含量变化而改变
8. 局部电位的特点是
   A. 无"全或无"现象
   B. 无不应期
   C. 呈电紧张性扩布

D. 可以总和
E. 一定范围内幅度随刺激强度的增强而增大
9. 横桥的特性是
   A. 可与肌动蛋白结合，拖动细肌丝向M线方向滑行
   B. 可与肌钙蛋白结合，使原肌球蛋白分子构型发生改变
   C. 具有ATP酶活性
   D. 具有腺苷酸环化酶活性
   E. 与肌动蛋白重叠的程度决定收缩力量的大小
10. 前负荷对肌肉收缩的影响表现为
    A. 在一定范围内，前负荷加大时，肌肉最大张力随之加大
    B. 前负荷加大到超过最适前负荷时，肌肉最大张力随之减小
    C. 最适前负荷可使肌肉产生最佳收缩效果
    D. 最适前负荷使肌肉处于最适初长度
    E. 前负荷越大，肌肉收缩的缩短速度越小
11. 固定前负荷，改变后负荷对肌肉收缩的影响是
    A. 后负荷加大时，可使肌肉收缩的张力增大，缩短速度变慢
    B. 后负荷加大到一定程度，可使肌肉出现等长收缩
    C. 后负荷减小到零时，肌肉收缩的缩短速度达到最大值
    D. 只要有后负荷，总是缩短出现在前，张力产生在后
    E. 后负荷决定肌肉的初长度

二、名词解释
1. 易化扩散
2. 主动转运

3．跨膜信号转导
4．静息电位
5．动作电位
6．去极化
7．超极化
8．阈电位
9．阈值
10．等张收缩
11．等长收缩

三、填空题

1．细胞膜是由脂质双分子层为支架，其中镶嵌以不同生理功能的_____。
2．被动转运是_____电化学梯度进行的跨膜转运，不需要_____；可分为_____和_____两种方式。
3．大分子物质或团块物质进出细胞的转运方式是_____和_____。
4．动作电位大致可分为_____和_____两个时相。
5．兴奋的标志是_____，兴奋性高低的衡量指标是_____，其越高则表示兴奋性越_____。
6．离子通道的功能状态可分为备用、_____与_____三种。
7．刺激量通常包括三个参数：即一定的_____、一定的_____以及一定的_____。
8．骨骼肌等张收缩时，细肌丝长度_____，粗肌丝长度_____。

四、问答题

1．试举例说明门控离子通道的分类。
2．试述钠泵的化学本质、功能及其生理意义。
3．原发性主动转运和继发性主动转运有何异同？
4．简述细胞跨膜物质转运方式的分类。
5．简述静息电位的产生原理及影响因素。
6．试述动作电位的产生原理。
7．什么是局部电位？与动作电位有何主要区别？
8．试述可兴奋细胞兴奋后兴奋性周期变化及其与动作电位对应关系。
9．简述动作电位在神经纤维中的传导机制。
10．何谓兴奋-收缩耦联？简述骨骼肌兴奋-收缩耦联的过程。
11．试述前负荷（或肌肉初长度）对肌肉收缩的影响。

参考答案与解析

一、选择题

[A型题]

1．C。**解析**：单纯扩散是脂溶性小分子顺浓度差跨膜转运方式，不需要膜蛋白的协助，因此膜通道对其速度无影响。

2．C。**解析**：脂肪酸属于脂溶性高的物质，分子量小的脂肪酸通过单纯扩散跨膜转运，分子量大的脂肪酸可以结合在载脂蛋白上通过胞纳胞吐的方式进出细胞。

3．C。**解析**：水的跨膜转运是由渗透压差驱动的。细胞膜是脂质双分子结构，脂质分子间间隙小，对水的通透性低，在某些组织，水可以通过称为水通道的特殊膜蛋白转运。

4. A。**解析**：单纯扩散、易化扩散和主动转运均是小分子物质的跨膜转运方式。主动转运为逆浓度梯度转运，需要消耗能量；单纯扩散和易化扩散为顺浓度梯度转运，不需要额外消耗能量；单纯扩散不需要膜蛋白帮助，没有饱和性。

5. D。**解析**：Na^+–K^+泵逆浓度差转运Na^+和K^+是造成细胞膜内外Na^+、K^+分布不均的原因。

6. E。**解析**：钠泵是膜上的一种特殊蛋白质，具有ATP酶活性，每分解1分子ATP可泵出3个Na^+，泵入2个K^+，使细胞外正离子净增而电位升高，因此导致细胞膜超极化，而非去极化。人体细胞新陈代谢所释放的能量大约25%用于钠泵的转运。

7. D。**解析**：小肠黏膜上皮细胞吸收葡萄糖属于继发性主动转运，肌浆网钙泵对Ca^{2+}的摄取、甲状腺上皮细胞对I^-摄取、钠泵转运Na^+和K^+、胃腺壁细胞分泌H^+均属于原发性主动转运。

8. D。**解析**：运动神经纤维释放ACh是一次性将囊泡内大量ACh分子排出，属于胞吐的方式

9. A。**解析**：神经细胞动作电位去极化过程是电压门控Na^+通道激活，胞外Na^+快速内流形成的，因Na^+通道状态变化出现不应期，因此决定其不应期长短的通道是电压门控通道。

10. E。**解析**：当促使K^+外流的动力（浓度差）和阻止K^+外流的阻力（电位差）使K^+移动的效应达到平衡时，K^+的跨膜净通量为零，即达到K^+平衡电位。此时膜内K^+浓度依然高于膜外，形成的电位差为内负外正。

11. A。**解析**：静息电位主要是K^+外流造成的膜电位差，增加细胞外液中K^+浓度，K^+外流动力（浓度差）减小，静息电位减小。

12. D。**解析**：动作电位过程中，K^+外流增大，出现膜电位向静息电位恢复，即复极化。

13. C。**解析**：神经细胞动作电位的幅度是指从最低点到最高点的距离，即从静息电位到超射顶点的距离，因此接近于静息电位绝对值与超射值之和。

14. D。**解析**：动作电位具有"全或无"特点，刺激强度小于阈值，不能引起动作电位；刺激强度等于或大于阈值，动作电位幅度不变。动作电位具有不衰减传导的特性，即在传播过程中其幅度和波形不因传导距离的加大而改变。动作电位的去极相时膜电位由内负外正变为内正外负。动作电位发生期间，细胞的兴奋性具有周期性变化，绝对不应期的存在决定了动作电位不可能发生总和。

15. B。**解析**：神经纤维的动作电位持续时间短，呈尖锋状，也称为锋电位，因此锋电位是神经纤维兴奋的标志。

16. D。**解析**：动作电位是在静息电位基础上去极化，达到阈电位后进入锋电位，之后是负后电位和正后电位，最后恢复至静息电位。

17. D。**解析**：动作电位发生、发展过程中，膜内、外电位差从静息值逐步减小乃至消失，进而膜两侧电位倒转，成为膜外负电位、膜内正电位，称为反极化或

超射。

18. E。解析： 动作电位具有"全或无"的特点，因此刺激强度等于或大于阈值，动作电位幅度不变。

19. A。解析： 动作电位具有"全或无"的特点，局部电位不具有该特点。感受器电位、突触后电位和终板电位均属于局部电位。

20. B。解析： 直流电刺激神经轴突时，兴奋将发生在电极阴极处。因为刺激电极阴极处的细胞膜受到流过细胞膜的刺激电流的影响，细胞内负值减小，即细胞膜在此处发生去极化，达到阈电位即发生兴奋；相反，通过阳极处细胞膜的刺激电流将使细胞内负值增大，细胞膜发生超极化。

21. C。解析： 阈电位是细胞受到刺激去极化达到能够引起大量Na^+通道开放从而触发动作电位的临界膜电位。锋电位是动作电位中快速变化的膜电位，后电位是锋电位后变化速度较慢的电位变化，局部电位是阈下刺激引起的轻度的去极化。

22. B。解析： 神经纤维动作电位去极化过程主要是由于细胞膜上Na^+通道大量开放，胞外Na^+快速内流形成，超射值接近Na^+平衡电位。降低浸浴液中（即细胞外液）Na^+浓度，Na^+内流动力（浓度差）减小，超射值降低。

23. D。解析： 神经纤维兴奋性是指其接受刺激产生动作电位的能力，衡量其兴奋性的指标用阈值，阈值越大，兴奋性越低。

24. E。解析： 膜去极化达到某一临界值时，膜上Na^+通道大量开放，Na^+大量内流产生动作电位，这一临界膜电位值称为阈电位。阈电位一般比静息电位的绝对值低$10\sim20mV$，神经和肌细胞的阈电位为$-50\sim-70mV$。阈电位也可反应细胞兴奋性，阈电位和静息电位之间的差值越大，细胞兴奋性越低。

25. D。解析： 神经细胞受到刺激兴奋时，其本身兴奋性会随时间发生一系列变化。首先，当细胞受到刺激发生兴奋后较短的时间内，兴奋性降低到零，称为绝对不应期；此后兴奋性逐渐恢复，但仍低于正常，称为相对不应期；然后，细胞的兴奋性又稍高于正常水平，称为超常期；之后，细胞的兴奋性转入低于正常的时期，称为低常期；最后兴奋性恢复正常。

26. A。解析： 绝对不应期是指细胞受到刺激发生兴奋后的较短时间内，兴奋性降低到零，即如果再给予刺激，无论强度多大，都不会再发生兴奋，主要是因为通道处于激活后的失活状态。

27. B。解析： 锋电位是神经细胞兴奋的标志，由于细胞处于绝对不应期时兴奋性为零，不能产生动作电位，因此相邻两个锋电位的时间间隔至少应大于绝对不应期。

28. D。解析： 有髓神经纤维动作电位的传导是通过局部电流在相邻郎飞结处跳跃式传导，传导方向为双向，具有不衰减传导的特性，其传导速度较快，产生的动作电位少，离子跨膜移动总数少。

29. A。解析： 肌原纤维上相邻两条Z线之间的区域称为肌节，是肌肉收缩和舒张的基本单位。

30. D。解析：纵管，也称肌质网，其内Ca²⁺浓度比肌质中高几千倍，通过Ca²⁺通道释放Ca²⁺触发肌丝滑动，收缩后通过肌质网膜钙泵将胞浆Ca²⁺回收。

31. B。解析：若肌肉受到连续刺激且后一个刺激落在前一个刺激收缩的舒张期内，出现舒张期内的收缩波叠加的复合收缩，称为不完全强直收缩；若后一个刺激落在前一个刺激收缩的收缩期内，则出现收缩期内的收缩波叠加，称为完全强直收缩。

32. C。解析：根据施予肌肉的刺激频率不同，肌肉兴奋收缩时可呈单收缩和强直收缩两种形式。

33. D。解析：动作电位具有全或无的特性，而且有不应期，不能总和，所以其幅度不变而且不发生融合。

[B型题]

1. A　2. B。解析：Na⁺、K⁺逆浓度差的跨膜离子移动是钠泵介导的原发性主动转运，安静时细胞膜内K⁺向膜外移动是顺浓度差的跨膜转运，通过K⁺通道介导的易化扩散实现。

3. A　4. C。解析：河豚毒素可以阻断Na⁺通道，四乙胺可阻断K⁺通道，维拉帕米可阻断Ca²⁺通道。阿托品是胆碱能M受体阻断剂，美洲箭毒是胆碱能N受体阻断剂。

5. C　6. D。解析：神经细胞和骨骼肌细胞的动作电位去极化过程中占优势的离子流均为Na⁺内流，复极化过程的主要离子流为K⁺外流。Ca²⁺内流引起窦房结和平滑肌细胞动作电位去极化过程，Cl⁻内流是介导超极化过程的离子流。

7. A　8. B　9. D。解析：静息电位时细胞膜电位内负外正的状态称为极化，在静息电位基础上，膜电位减小称为去极化，膜电位增大称为超极化。

10. A　11. C。解析：前负荷为肌肉收缩之前遇到的负荷，决定收缩之前肌肉的初长度。肌肉收缩能力是指决定肌肉收缩效能的内在特性，与肌肉舒缩过程各环节的肌肉内部功能状态有关，如肌肉内蛋白或横桥功能特性等。

[X型题]

1. ABCDE。解析：细胞膜是以液态脂质双分子层为基架，其中镶嵌有不同分子结构和功能的蛋白质，膜的功能在很大程度上取决于膜所含的蛋白质。脂类中磷脂占70%以上，胆固醇低于30%；膜蛋白主要以表面蛋白和整合蛋白两种形式与膜脂质结合；膜含有少量的糖类，其糖链具有特异的化学结构，使所在细胞具有特异性，如有的作为抗原决定簇，表示免疫信息。

2. ABCE。解析：载体介导的易化扩散具有以下特点：结构特异性高，即每一种载体蛋白只能转运具有某种特定结构的物质；具有饱和现象，在浓度差较小时转运一物质的量具有浓度依赖性，但当浓度差增加到一限度时，载体转运该物质的能力不再增加，即出现饱和现象；竞争性抑制，某一载体对A和B两种结构相似的物质都有转运能力，当提高B物质浓度将会减弱载体蛋白对A物质的转运数量。

3. **ABCE。解析：**带电离子顺浓度梯度通过细胞膜的方式为通道介导的易化扩散，扩散的动力来自于膜两侧该离子的电化学势能差，即浓度差和电位差；扩散的条件是离子通道开放与否，而通道开放数量和程度决定膜对该离子的通透性。

4. **DE。解析：**主动转运是指细胞膜通过膜蛋白介导将某些物质逆浓度差或电位差进行的转运过程，特点是需要额外供能。不同的物质主动转运时需要相应的转运蛋白，因此具有选择性。

5. **ABCDE。解析：**G蛋白耦联受体、酶耦联受体、离子通道型受体多为膜受体，介导信号转导过程；核受体是存在于细胞核的受体，可介导类固醇激素的信号转导。酶耦联受体包括酪氨酸激酶受体和具有鸟苷酸环化酶的受体。

6. **ABE。解析：**细胞膜内外离子分布很不均匀，膜外有较多的Na^+和Cl^-，膜内有较多的K^+和带负电荷的有机物大分子。

7. **BCE。解析：**动作电位具有"全或无"的特性，其幅度不随刺激强度的改变而变化；动作电位的传导是不衰减传导，幅度不随传导距离的改变而变化；动作电位幅度是静息电位和超射值之间的电压差，随细胞种类不同而改变；静息电位与细胞外液K^+含量有关，超射值与细胞外Na^+含量有关。

8. **ABCDE。解析：**刺激强度太小不足以引起细胞产生动作电位，形成的膜电位波动称为局部电位，具有以下特点：不是"全或无"的，一定范围内其幅度可随刺激强度的增加而增大；电紧张形式扩布，其电位幅度随着传播距离增大而减小；没有不应期，可以发生总和。

9. **ACE。解析：**横桥可与肌动蛋白结合，拖动细肌丝向M线方向滑行；具有ATP酶活性；粗肌丝与细肌丝的重叠程度决定收缩力量的大小，粗细肌丝的重叠程度可以影响发生相互作用的肌球蛋白横桥与肌动蛋白的结合数目及ATP分解释放能量多少。

10. **ABCD。解析：**前负荷决定肌肉的初长度，最适前负荷使肌肉处于最适初长度。在达到最适前负荷之前，前负荷加大，肌肉总张力及主动张力均增大，达到最适前负荷时，肌肉收缩主动张力最大。超过最适前负荷，收缩产生的主动张力下降。

11. **ABC。解析：**若有后负荷，肌肉收缩首先表现为长度不变，张力增加的等长收缩。张力达到后负荷后，才出现长度缩短。后负荷增大，肌肉收缩的缩短速度下降，若后负荷减小到零时，则肌肉缩短速度达到最大值。决定肌肉初长度的是前负荷，而非后负荷。

二、名词解释

1. 在膜蛋白帮助下，不溶于或难溶于脂质的小分子物质顺浓度梯度的跨膜转运过程称为易化扩散。

2. 细胞通过本身的能量消耗，将物质逆电–化学梯度进行跨膜转运的过程称为主动转运。

3. 细胞外信息以信号形式传递到细胞内，引发靶细胞相应功能效应的过程称为跨膜信号转导。

4. 细胞安静时存在于膜内外两侧的电位差，称为静息电位。

5. 细胞受到一个有效刺激，膜电位在静息电位的基础上发生的一次迅速、短暂可向远处传播的电位波动，称为动作电位。

6. 在静息电位基础上，膜电位减小称为去极化。

7. 膜两侧电位差在静息电位的基础上进一步增大，膜的极化状态增强，称为超极化。

8. 细胞受刺激引起去极化，达到膜上Na^+通道快速大量开放，Na^+内流出现动作电位的临界膜电位称为阈电位。

9. 在刺激作用时间和强度–时间变化率固定不变的条件下，能引起组织产生兴奋所需要的最小刺激强度，称为阈值。

10. 肌肉收缩时长度明显缩短但张力不变的收缩形式称为等张收缩。

11. 肌肉收缩时只有张力增加而无长度变化的收缩形式称为等长收缩。

三、填空题

1. 蛋白质

2. 顺　消耗能量　单纯扩散　易化扩散

3. 胞纳　胞吐

4. 去极化　复极化

5. 动作电位　阈值　低

6. 激活　失活

7. 强度　持续时间　强度–时间变化率

8. 不变　不变

四、问答题

1. 离子通道大多具有门控特性，门控离子通道分为三类：①电压门控通道，在膜去极化一定电位时开放，如神经细胞膜上电压门控钠通道；②配体门控通道，受膜环境中某些化学物质的影响而开放，如骨骼肌细胞膜上阳离子通道；③机械门控通道，当膜局部受牵拉变形时被激活，如触觉神经末梢上存在的通道。

2. 钠泵本质为细胞膜上的蛋白质，具有ATP酶活性，其作用主要是分解ATP，逆浓度梯度将细胞内Na^+移出膜外和将细胞外的K^+移入膜内，形成和维持膜内高K^+、膜外高Na^+的不均匀离子分布。其生理意义为：①造成细胞内高K^+是许多代谢反应进行的必需条件；②阻止Na^+和相伴的水进入细胞，维持细胞正常形态；③建立膜内高K^+和膜外高Na^+的势能储备，是兴奋性的基础，也可供细胞的其他耗能过程利用。

3. 原发性主动转运和继发性主动转运同属主动转运，均是逆浓度梯度转运小分子物质的方式。原发性主动转运是直接利用ATP释放的能量实现的主动转运，在ATP酶的作用下逆浓度差转运物质，如钠泵、钙泵、碘泵等。继发性主动转运是指某一物质逆浓度差转运依赖另一种物质浓度差所造成的势能而实现的主动转运（如肾小管中葡萄糖的重吸收），其消耗的能量是原发性主动转运建立的势能。

4. 小分子物质的跨膜转运根据细胞是否消耗能量可分为被动转运和主动转运。被动转运不耗能，分单纯扩散和易化扩散，后者分为通道介导的易化扩散和载体介导的易化扩散。主动转运则为细胞提供能量逆浓度差或电位差转运小分子物质，分为原发性主动转运和继发性主动转运。大分子物质或团块进出细胞的方式为胞纳与胞吐。

5. 静息电位主要由K^+的平衡电位形成。其形成有两个条件：①细胞膜内外离子分布不均，细胞内K^+浓度高于细胞外；②细胞膜具有选择性通透性，安静时K^+通道开放。基于上述条件，K^+顺浓度差外流，因膜对有机负离子不能通过，使其留在膜内，从而形成细胞膜内负外正的电位差，阻碍K^+的进一步外流，当电位差和浓度差达到平衡，即达到K^+的平衡电位时，形成静息电位。其影响因素有：①静息状态时细胞膜对K^+通透性；②细胞膜内外K^+的浓度差。

6. 动作电位产生的机制要取决于膜内外离子分布不均和膜的选择通透性。当细胞受到一个有效刺激时，引起膜上Na^+通道突然完全开放，由于细胞外Na^+浓度比细胞内高，且膜内为负电位，膜外为正电位。二因素均促使Na^+向细胞内流动，使膜内电位急剧上升，直至相当于Na^+平衡电位，即形成动作电位的去极相。去极化后，细胞膜对Na^+通透性降低，对K^+通透性又升高，K^+外流，使膜内的电位下降，重新达到K^+平衡电位，形成动作电位的复极相。最后Na^+-K^+泵活动，恢复细胞膜内外离子分布状态至兴奋前的水平，以便细胞接受新刺激。

7. 细胞受到阈下刺激引起的少量Na^+内流造成的轻度去极化，刺激终止后膜电位复极到静息电位的电位波动称为局部电位或局部反应。与动作电位区别：①引起刺激不同，局部电位是阈下刺激引起，动作电位是由阈刺激或阈上刺激引起；②传播特点不同，局部电位呈电紧张扩布，动作电位不衰减传导；③电变化特点不同，局部电位不具有"全或无"特性，没有不应期、可以总和（时间总和、空间总和），动作电位具有"全或无"特性，有不应期，不能总和。

8. 可兴奋细胞兴奋后，兴奋性发生一系列周期变化：①绝对不应期，兴奋发生后最初一段时间，大致相当于动作电位中锋电位持续的时间，无论施加多强的刺激，均不能产生动作电位，兴奋性为零；②相对不应期，绝对不应期后，相当于动作电位中负后电位前半段持续的时间，兴奋性逐渐恢复，但是低于正常；③超常期，相对不应期后，兴奋性超过正常，对应于动作电位负后电位后半段；④低常期，兴奋性再次降低，对应于动作电位正后电位持续的时间。

9. 动作电位在神经纤维上传导原理可用局部电流解释。①无髓神经纤维：动作电位通过局部电流沿神经纤维连续传导，即兴奋部位与未兴奋部位产生局部电流，并使未兴奋部位依次去极化而发生动作电位的扩布。②有髓神经纤维：动作电位沿郎飞结通过局部电流跳跃传导，即兴奋部位与未兴奋部位郎飞结处产生局部电流使邻近郎飞结依次去极化而发生动作电位的扩布。

10. 将以膜的电位变化为特征的兴奋过程和以肌丝滑行为基础的收缩过程联系起

来的中间过程称为兴奋-收缩耦联。骨骼肌的兴奋-收缩耦联过程：①肌膜产生动作电位通过横管传向肌纤维内部；②三联体处信息传递，纵管终池释放Ca^{2+}入肌浆，导致细肌丝向粗肌丝滑行，肌肉收缩；③纵管膜上钙泵将Ca^{2+}回收入终池，肌肉舒张。

11. 肌肉收缩前所遇到的负荷，称前负荷，可改变肌肉收缩前的长度（初长度）。不同前负荷可用不同的肌肉初长度表示；肌肉的收缩，则选择能产生的最大张力（P_0）为指标。当肌肉初长度随前负荷增大而逐渐增大时，P_0值也随着增大；但当达某一P_0值后，再增大肌肉初长度，P_0值不变或减少。P_0值最大且不再改变时对应的前负荷相当于最适前负荷（或最适初长度）。

第三章　血　液

第一节　血液的组成和理化特性

1. 血液的组成

（1）血液基本组成：血液由血浆和血细胞两部分组成。血液和抗凝剂混匀后离心，血液分层，上层淡黄色液体为血浆，下层深红色的为红细胞，中间白色薄层是白细胞和血小板。

（2）血细胞比容：血细胞在血液中所占的容积百分比，称为血细胞比容，其正常值男性为40%～50%，女性为37%～48%，主要反映血液中红细胞的相对数量。

（3）血浆：血浆主要成分是水、蛋白质、无机盐和小分子物质。其中电解质含量与组织液基本相同，血浆与组织液最大不同是血浆蛋白。

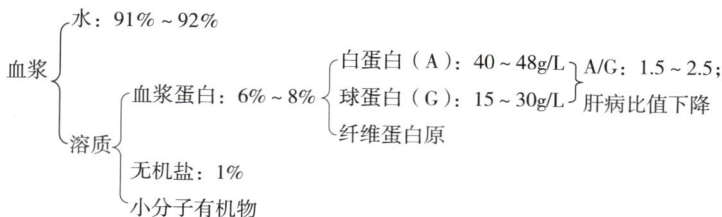

$$
血浆\begin{cases} 水：91\%～92\% \\ 溶质\begin{cases} 血浆蛋白：6\%～8\% \begin{cases} 白蛋白（A）：40～48g/L \\ 球蛋白（G）：15～30g/L \\ 纤维蛋白原 \end{cases} \left| \begin{array}{l} A/G：1.5～2.5； \\ 肝病比值下降 \end{array} \right. \\ 无机盐：1\% \\ 小分子有机物 \end{cases} \end{cases}
$$

血浆蛋白的功能：①运输；②形成血浆胶体渗透压；③参与凝血、抗凝和纤溶；④参与免疫和防御；⑤营养功能，分解成氨基酸用于组织蛋白合成。

2. 血量

血量是指全身血液的总量，包括循环血量和储存血量。正常成人血量占体重的7%～8%，相当于每千克体重有70～80ml血液。血量的相对稳定对于维持生命活动具有重要意义。

3. 血浆渗透压

渗透压是指溶液所具有的吸引和保留水分子的力量，是一切溶液的固有特性。其大小与溶液中溶质颗粒数目成正比，与颗粒大小无关。血浆渗透压是血浆中溶质颗粒吸引和保留水分子于血浆内的力量总和，约为300mOsm/（kg·H_2O）。血浆渗透压由晶体渗透压和胶体渗透压两部分组成。

组成	形成物质	意义
血浆晶体渗透压	晶体物质，主要是NaCl	保持血细胞内外水平衡，维持细胞正常形态和功能
血浆胶体渗透压	蛋白质，主要是白蛋白	维持血管内外水平衡，保持血量

　　血浆蛋白含量变化会导致血浆胶体渗透压改变，影响组织液的量；细胞外液晶体物质浓度变化会导致血浆晶体渗透压改变，影响细胞内液量。

　　渗透压与血浆渗透压相等的溶液，称为等渗溶液；低于血浆渗透压的溶液称为低渗溶液；高于血浆渗透压的溶液称为高渗溶液。临床常用的等渗溶液有0.9%的NaCl溶液和5%的葡萄糖溶液。

第二节　血细胞生理

1. 红细胞的形态和数量

红细胞呈双凹圆盘形，成熟红细胞内无细胞核，充以大量血红蛋白。

	成年男性	成年女性	新生儿
红细胞	$(4.0 \sim 5.5) \times 10^{12}$/L	$(3.5 \sim 5.0) \times 10^{12}$/L	6.0×10^{12}/L
血红蛋白	120 ~ 160 g/L	110 ~ 150 g/L	200 g/L

　　高原居民红细胞数量与血红蛋白量均高于海平面居民。当血液中红细胞数量和血红蛋白含量低于正常值，称为贫血。

2. 红细胞的生理特性

生理特性	含义	说明
可塑变形性	红细胞在通过比其直径小的毛细血管和血窦孔隙时，常发生卷曲变形，之后又恢复原状	①正常的红细胞为双凹圆盘形，有利于可塑变形性；②可塑变形能力与红细胞膜的弹性、流动性、表面积成正比
渗透脆性	红细胞在低渗盐溶液中膨胀、破裂甚至溶血的特性，可表示红细胞对低渗盐溶液的抵抗能力。正常红细胞在0.42%的NaCl溶液中开始溶血，在0.35%的NaCl溶液中完全溶血	①渗透脆性小，表示对低渗盐溶液的抵抗能力大，反之渗透脆性大，则表示抵抗能力小；②渗透脆性大的红细胞，开始溶血和完全溶血的NaCl溶液浓度均比正常人高

续表

生理特性	含义	说明
悬浮稳定性	红细胞能相对稳定地悬浮于血浆中的特性，用红细胞沉降率（血沉，ESR）表示，即第一小时末血沉管中出现的血浆柱的高度。	①血沉愈快，表示悬浮稳定性愈小；②红细胞沉降的快慢与红细胞叠连现象有密切关系；③影响红细胞叠连的因素主要存在于血浆中，而不在红细胞自身

3. 红细胞的功能

功能	说明
运输O_2和CO_2	运输O_2主要由红细胞所含血红蛋白结合携带
缓冲功能	红细胞内的缓冲对可以缓冲体内过多的酸碱物质，维持血浆pH的相对稳定

4. 红细胞的生成及其调节

因素	说明	与贫血的关系
造血部位	红骨髓是出生后唯一的造血部位	骨髓造血功能异常可导致再生障碍性贫血
造血原料	蛋白质和铁是红细胞生成的主要原材料。铁的来源95%为衰老的红细胞在体内破坏后释放的铁，5%来自食物中吸收的铁	铁缺乏会导致缺铁性贫血
成熟因子	叶酸和维生素B_{12}可参与DNA的合成，促进红细胞发育成熟	缺少其中一种，会导致巨幼细胞贫血
调节因子	爆式促进因子：加强早期红系祖细胞增殖；促红细胞生成素（EPO）：促进晚期红系祖细胞的发育增殖，通过负反馈调节维持红细胞数量稳定	肾疾病时EPO生成减少，引起肾性贫血

5. 白细胞的数量、分类和功能
正常成年人白细胞总数为（4.0~10.0）× 10^9/L。

分类	名称	百分比（%）	主要功能
粒细胞	中性粒细胞	50~70	血液中主要的吞噬细胞，变形能力、趋化性和吞噬能力都很强，主要功能吞噬细菌与衰老细胞

分类	名称	百分比（%）	主要功能
粒细胞	嗜酸性粒细胞	0.5 ~ 5	限制嗜碱性粒细胞在速发型超敏反应中的作用；参与对蠕虫的免疫反应
	嗜碱性粒细胞	0 ~ 1	释放组胺和过敏性慢反应物质等，引起超敏反应；释放的肝素具有抗凝血作用
无粒细胞	单核细胞	3 ~ 8	具有很强的吞噬功能，参与机体防卫机制；被激活的巨噬细胞能释放多种细胞因子，调节其他细胞生长；巨噬细胞可激发免疫反应；识别杀伤病原体、肿瘤细胞；识别清除衰老和破损细胞
	淋巴细胞	20 ~ 40	T细胞主要与细胞免疫有关；B细胞主要与体液免疫有关

6. 血小板的数量

正常成年人血小板的数量为（100 ~ 300）× 10^9/L。当血小板数量减少到 50×10^9/L 以下时，可出现血小板减少性紫癜。

7. 血小板的生理特性

特性	内容说明
黏附	血小板与非血小板表面黏着称为血小板黏附作用，是血小板发挥止血和凝血作用的起始步骤
聚集	血小板和血小板之间相互黏着聚合在一起称为血小板聚集。生理性致聚剂主要有ADP、TXA_2、血小板激活因子、胶原、凝血酶
释放	血小板黏附、聚集后将储存在 α 颗粒、致密体和溶酶体中的化学物质释放出。释放的物质有ADP、Ca^{2+}、儿茶酚胺、5-羟色胺、纤维蛋白原等
吸附	血小板有吸附多种凝血因子于其表面的特性，促进血液凝固过程
收缩	血小板具有收缩能力，当血凝块中的血小板发生收缩时，可使血块回缩形成坚实的止血栓，加强止血

8. 血小板的功能

功能	内容说明
参与生理性止血	血小板参与生理性止血的全过程：血管收缩，血小板血栓形成，血液凝固
促进凝血	血小板能吸附多种凝血因子，提供磷脂表面，释放促凝物质，促进血液凝固
对血管壁的修复支持作用	正常情况下，血小板能够融入血管内皮细胞，从而维持血管屏障

第三节　血液凝固和纤维蛋白溶解

1. 血液凝固的概念和基本过程

　　血液由流动的溶胶状态变成不流动凝胶状态的过程称为血液凝固。血液凝固后，血凝块收缩析出的淡黄色液体称为血清。血清与血浆的区别在于缺少纤维蛋白原和血凝时消耗掉的凝血因子，增添了血凝时产生的物质。

　　血液凝固过程分为3个基本阶段：

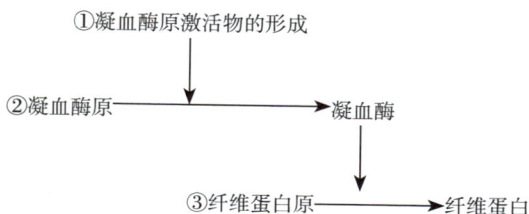

①凝血酶原激活物的形成

②凝血酶原 ⟶ 凝血酶

③纤维蛋白原 ⟶ 纤维蛋白

　　根据凝血酶原激活物生成途径不同，血液凝固分为外源性凝血和内源性凝血两条途径。内源性凝血参与血液凝固的因子全部来自血浆，由因子Ⅻ被激活所启动；外源性凝血是由来自于血液之外的凝血因子Ⅲ所启动。

2. 抗凝和促凝

（1）体内抗凝系统

抗凝物质	内容说明
组织因子途径抑制物	外源性凝血途径的特异性抑制剂，是体内主要的生理性抗凝物质
丝氨酸蛋白酶抑制物	主要有抗凝血酶Ⅲ（最主要的抗凝物质，通过与肝素结合增强抗凝功能）
肝素	增强抗凝血酶Ⅲ活性发挥抗凝作用
蛋白C系统	主要包括蛋白质C、凝血酶调节蛋白、蛋白质S和蛋白C的抑制物

（2）促凝和抗凝：临床工作中通常需要采用各种措施防止血液凝固和促进血液凝固。

	促凝	抗凝
物理方法	血液与粗糙面接触	增加异物表面光滑度
温度	适当增加温度（温热盐水纱布）	降低温度
其他	补充维生素K	除去血浆中Ca^{2+}；维生素K拮抗剂（华法林）

3. 纤维蛋白溶解

纤维蛋白被分解液化的过程称为纤维蛋白溶解，简称纤溶，可使止血过程中形成的纤维蛋白血凝块溶解、清除，保持血流通畅，利于组织修复。纤溶系统主要包括纤溶酶原、纤溶酶、纤溶酶原激活物和纤溶抑制物。

第四节　血型与输血

1. ABO血型的分型依据

根据红细胞膜上是否含有A抗原和B抗原分为4种血型，不同血型的人血清含有不同的抗体，但不含与自身红细胞抗原对应抗体。

血型	红细胞膜上的抗原	血清中的抗体
A型	A	抗B
B型	B	抗A
AB型	A+B	无
O型	无A，无B	抗A+抗B

2. Rh血型的分型和临床意义

红细胞表面有Rh抗原（D抗原的抗原性最强）者称为Rh阳性；无Rh抗原的称为Rh阴性。我国汉族人和其他大部分民族的Rh阳性约占99%，Rh阴性占1%。

	Rh阴性患者	Rh阴性母亲
起初血中抗Rh抗体	无	无
致敏阶段	首次输入Rh阳性血液会产生抗Rh抗体	首次孕育Rh阳性的胎儿会产生抗Rh抗体

续表

	Rh阴性患者	Rh阴性母亲
反应阶段	再次输入Rh阳性血液，会出现凝集反应	第二次孕育Rh阳性的胎儿时，母亲体内的抗Rh抗体可进入胎儿体内引起新生儿溶血
临床意义	避免再次输入Rh阳性血	当Rh阴性母亲生育第一胎Rh阳性胎儿后，及时注射特异性抗D免疫球蛋白，可防止致敏

3. 输血原则

输血原则	内容分析
首选同型输血	ABO血型相合，生育年龄妇女和反复输血患者保证Rh血型相合
输血前必做交叉配血试验	供血者红细胞和受血者血清配合为主侧，受血者红细胞和供血者血清配合为次侧。结果分析：①两侧均无凝集反应，可以输血；②主侧凝集，不论次侧是否凝集，绝对不能输血；③主侧不凝集，次侧凝集，紧急情况下考虑异型输血
异型血慎输	紧急情况下无同型血时，O型血可输给其他血型或者AB型血接受其他血型输血，注意缓慢少量，密切监视输血过程，出现输血反应立即停止输血
发展成分输血和自体输血	如严重贫血的患者输入浓缩红细胞悬液

📋 考前必刷题

一、选择题

[A型题]

1. 血液的组成是
   A. 血清、血浆
   B. 血浆、红细胞
   C. 血清、红细胞
   D. 血浆、血细胞
   E. 血细胞、血清

2. 血细胞比容的数值主要反映血液中
   A. 红细胞数量的相对值
   B. 红细胞数量的绝对值

   C. 血浆蛋白的数量
   D. 白细胞数量的数值
   E. 血小板数量的相对值

3. 关于血浆渗透压的叙述，正确的是
   A. 正常情况下，血浆渗透压约为300mOsm/(kg·H_2O)，相当于0.9%NaCl溶液或5%葡萄糖溶液的渗透压
   B. 血浆渗透压主要来源于胶体物质
   C. 血浆胶体渗透压主要由血浆中球蛋白形成

D. 血浆晶体渗透压下降，可发生组织水肿

E. 红细胞在低渗溶液中发生皱缩

4. 血浆中起关键作用的缓冲对是
   A. $KHCO_3/H_2CO_3$
   B. $NaHCO_3/H_2CO_3$
   C. K_2HPO_4/KH_2PO_4
   D. Na_2HPO_4/NaH_2PO_4
   E. 蛋白质钠盐/蛋白质

5. 正常成熟红细胞形态呈
   A. 双凹圆盘形　　B. 双凸圆盘形
   C. 球形　　　　　D. 椭圆形
   E. 梭形

6. 红细胞表面积与体积的比值下降可引起红细胞
   A. 可塑变形性增大
   B. 悬浮稳定性增大
   C. 渗透脆性增大
   D. 沉降速率降低
   E. 体积变大

7. 红细胞悬浮稳定性大小主要取决于红细胞
   A. 凝集的快慢　　B. 叠连的快慢
   C. 运动的快慢　　D. 溶血的多少
   E. 失血的多少

8. 嗜碱性粒细胞颗粒不产生
   A. 嗜酸性粒细胞趋化因子A
   B. 超敏性慢反应物质
   C. 肝素
   D. 前列腺素和组胺酶
   E. 组胺

9. 引起血小板第二聚集时相的主要因素是
   A. 内源性ADP
   B. 内源性ATP
   C. 内源性5-羟色胺

D. 外源性ADP

E. 外源性ATP

10. 血凝块收缩形成坚实的止血栓主要依靠
    A. 纤维蛋白收缩
    B. 红细胞叠连
    C. 白细胞变形运动
    D. 血小板收缩蛋白的作用
    E. 血小板聚集

11. 下列血小板功能的描述中不正确的是
    A. 参与凝血过程
    B. 具有止血作用
    C. 具有携带氧和二氧化碳的作用
    D. 保持血管内皮的完整或修复作用
    E. 血小板减少时，出血后不易止血

12. 关于血清的叙述，正确的是
    A. 血液去掉纤维蛋白
    B. 血液加抗凝剂后离心沉淀后的上清物
    C. 血浆去掉纤维蛋白原及其他某些凝血因子
    D. 全血去掉血细胞
    E. 全血去掉红细胞

13. 不存在于血浆中的因子是
    A. V因子　　　　B. III因子
    C. X因子　　　　D. XII因子
    E. VII因子

14. 内源性凝血与外源性凝血的主要区别是
    A. 前者需要血小板磷脂表面，后者不需要
    B. 前者发生在血管内，后者发生在血管外
    C. 前者只需体内因子，后者还需外加因子

D. 前者只需血浆因子，后者还需组织因子

E. 前者需要Ca^{2+}，后者不需要Ca^{2+}

15. 可加强抗凝血酶Ⅲ活性的物质是

　　A. 枸橼酸钠　　　　B. 草酸钾

　　C. 维生素K　　　　D. 肝素

　　E. 碳酸钙

16. 枸橼酸钠之所以能抗凝是因为

　　A. 增强血浆抗凝血酶Ⅲ的活性

　　B. 去除血浆中的Ca^{2+}

　　C. 抑制凝血酶活性

　　D. 中和酸性凝血物质

　　E. 增强纤溶酶的活性

17. 下列能激活纤溶酶原的有

　　A. 组织型纤溶酶原激活物

　　B. 尿激酶型纤溶酶原激活物

　　C. 激肽释放酶

　　D. F Ⅻa

　　E. 以上都可以

18. 通常所说的血型是指

　　A. 红细胞上受体的类型

　　B. 红细胞表面特异抗体的类型

　　C. 红细胞表面特异抗原的类型

　　D. 血浆中特异抗体的类型

　　E. 血浆中特异抗原的类型

19. 某人的红细胞与B型血的血清凝集，而其血清与B型血的红细胞不凝集，此人的血型为

　　A. A型　　　　　　B. B型

　　C. AB型　　　　　D. O型

　　E. 无法判断

20. 下列情况可能发生溶血的是

　　A. Rh阳性母亲孕育Rh阳性胎儿

　　B. Rh阳性母亲孕育Rh阴性胎儿

　　C. Rh阴性母亲孕育Rh阳性胎儿

　　D. Rh阴性母亲孕育Rh阴性胎儿

　　E. 父亲是Rh阴性、母亲为Rh阳性

21. 输血原则是

　　A. 输同型血，且交叉配血的主侧和次侧都不发生凝集反应

　　B. 可大量输O型血给其他血型的受血者

　　C. 只要交叉配血主侧不凝集就可以大量输血

　　D. 只要血型相同，可不做交叉配血

　　E. 第一次配血相合输血顺利，第二次接受同一献血员血液不必做交叉配血

22. 输血时应主要考虑供血者的

　　A. 红细胞不被受血者的红细胞所凝集

　　B. 红细胞不被受血者的血浆所凝集

　　C. 红细胞不发生叠连

　　D. 血浆不被受血者的血浆所凝集

　　E. 血浆不被受血者的红细胞所凝集

[B型题]

　　A. 白蛋白　　　　　B. 球蛋白

　　C. 纤维蛋白原　　　D. NaCl

　　E. 葡萄糖

1. 构成血浆胶体渗透压的主要物质是

2. 具有免疫功能的血浆蛋白是

3. 与血液凝固密切相关的成分是

　　A. 低色素小细胞性贫血

　　B. 巨幼细胞贫血

　　C. 球形红细胞增多症

　　D. 再生障碍性贫血

　　E. 肾性贫血

4. 人体铁的摄入量不足可引起

5. 萎缩性胃炎患者可由于缺乏内因子导致

　　A. T淋巴细胞

　　B. B淋巴细胞

　　C. 嗜碱性粒细胞

D. 嗜酸性粒细胞

E. 中性粒细胞

6. 急性细菌性炎症患者血中增多的细胞是

7. 实现体液免疫的血细胞主要是

   A. 7%~8%　　　B. 40%~50%

   C. 50%~70%　　D. 20%~40%

   E. 20%~30%

8. 正常成年人血液总量约占体重的

9. 正常成年人中性粒细胞约占白细胞总数的

10. 正常成年人淋巴细胞约占白细胞总数的

[X型题]

1. 血浆的组成包括

   A. 水

   B. 血浆蛋白

   C. 电解质

   D. 小分子有机物

   E. 纤维蛋白

2. 临床上常用的等渗溶液是

   A. 0.9%NaCl溶液

   B. 1.9%尿素溶液

   C. 5%葡萄糖溶液

   D. 10%葡萄糖溶液

   E. 0.42%NaCl溶液

3. 关于红细胞计数和血红蛋白含量，正确的是

   A. 新生儿红细胞数和血红蛋白含量较高

   B. 成年男性高于新生儿

   C. 儿童期低于青春期

   D. 高原居民高于海平面居民

   E. 成年男性高于成年女性

4. 引起血沉加快的原因是

   A. 血浆球蛋白增多

   B. 血浆白蛋白增多

C. 血浆卵磷脂增多

D. 血浆纤维蛋白原增多

E. 红细胞内血红蛋白数量改变

5. 能诱发白细胞趋化作用的物质包括

   A. 细菌毒素

   B. 机体的代谢产物

   C. 抗原抗体复合物

   D. 细菌产生的肽类

   E. 激肽释放酶

6. 小血管损伤后，生理性止血过程包括

   A. 受损小血管收缩

   B. 血小板聚集形成止血栓

   C. 受损局部血液凝固形成血凝块

   D. 血管壁修复，伤口愈合

   E. 纤维蛋白降解液化

7. Rh血型的临床意义在于

   A. Rh阳性受血者第二次接受Rh阴性的血液

   B. Rh阳性女子再孕育Rh阳性的胎儿

   C. Rh阴性受血者第二次接受Rh阳性的血液

   D. Rh阴性女子再次孕育Rh阳性的胎儿

   E. Rh阴性女子首次孕育Rh阳性的胎儿

8. 下列关于血型和输血的叙述，正确的是

   A. 已知某人血清中含抗B抗体可判断该人必然是A型

   B. 不论同型输血或异型输血，在输血前均应做交叉配血实验

   C. Rh阳性血型者，其血清中含有抗Rh抗体

   D. O型血红细胞无A抗原和B抗原，在任何情况下均可输血给他人

   E. 成分输血能提高疗效，减少不良反应

二、名词解释

1. 血浆
2. 血细胞比容
3. 血浆渗透压
4. 红细胞的渗透脆性
5. 红细胞沉降率
6. 血液凝固
7. 血清
8. 外源性凝血
9. 内源性凝血
10. 纤维蛋白溶解
11. ABO血型
12. Rh血型

三、填空题

1. 严重贫血患者，血液的黏滞性_____，血流速度_____。

2. 血细胞的生成过程称为造血，均起源于_____；_____是成年人主要的造血器官。

3. 红细胞的功能主要是_____和_____。

4. 正常成年人血小板的数量为_____/L，当血小板数量减少到50×10^9/L以下时，可出现_____。

5. 血小板的生理功能有_____、_____及_____。

6. 生理性抗凝物质有丝氨酸蛋白酶抑制物、蛋白质C系统、_____和_____。

7. 纤维蛋白溶解的基本过程分为_____和_____两个阶段。

8. 在ABO血型系统中若血清含抗B抗体，其血型可能是_____型或_____型。

四、问答题

1. 为什么一次献血200~300ml对成人无危害？

2. 机体为什么能够保持正常红细胞数量相对稳定？

3. 血小板在凝血和止血过程中的作用是什么？

4. 凝血的基本生理过程分几个步骤？内源性凝血与外源性凝血的主要不同点是什么？

5. 输血的原则有哪些？

6. 何谓交叉配血试验？同型血互输是否也做此项试验？

参考答案与解析

一、选择题

[A型题]

1. D。**解析：**血液由血浆和血细胞组成。血细胞包括红细胞、白细胞和血小板；血清和血浆同为血液中的液体成分，但是血清缺少纤维蛋白原和血凝时消耗掉的凝血因子。

2. A。**解析：**血细胞比容是血细胞在血液中所占的容积百分比。红细胞数量约占血细胞总数的99%，因此血细胞比容反映血液中红细胞数量的相对值。

3. A。**解析：**0.9%NaCl溶液和5%葡萄糖溶液均为等渗溶液，与血浆渗透压相似；晶体物质颗粒数目较多，形成的渗透压大，为血浆渗透压主要来源；血浆胶体渗透压主要由白蛋白形成，意义为调节血管内外水平衡，因此血浆胶体渗透压下降，可发生组织水肿，而晶体渗透压下降主要影响红细胞形态；红细胞在低渗溶液中发生膨胀破裂，而非皱缩。

4. B。**解析：** 血浆中最主要的缓冲对是$NaHCO_3/H_2CO_3$；$KHCO_3/H_2CO_3$是红细胞中的主要缓冲对。

5. A。**解析：** 正常成熟红细胞呈双凹圆盘形，球形红细胞属于异常红细胞。

6. C。**解析：** 红细胞表面积与体积的比值下降使红细胞在低渗盐溶液中更容易膨胀破裂，渗透脆性增大；可塑变形性与红细胞表面积成正比，红细胞表面积与体积比值下降引起可塑变形性减小；红细胞叠连后，表面积与体积的比值下降，沉降速率加快，悬浮稳定性下降。

7. B。**解析：** 正常情况下，双凹圆盘形的红细胞表面积/体积比值大，与血浆之间的摩擦力大，相对稳定地悬浮于血浆中，下沉缓慢；如果红细胞叠连，表面积/体积比值减小，与血浆摩擦力减小，血沉加快。

8. D。**解析：** 嗜碱性粒细胞可释放肝素、组胺、白三烯以及超敏性慢反应物质等，引起超敏反应；释放嗜酸性粒细胞趋化因子A以减轻超敏反应。嗜酸性粒细胞则可产生和释放前列腺素E和组胺酶，抑制或破坏嗜碱性粒细胞所释放的活性物质。

9. A。**解析：** 血小板致密颗粒释放内源性ADP使血小板发生不可逆性聚集，称为第二聚集时相。

10. D。**解析：** 血凝块形成后，通过血小板收缩蛋白的作用，使血凝块收缩形成坚实的止血栓，封闭创口，加强止血。

11. C。**解析：** 血小板的功能为参与生理性止血、促进凝血和对血管壁的修复支持作用，所以血小板减少时，出血后不易止血；携带氧气和二氧化碳是红细胞的功能。

12. C。**解析：** 血清是指血凝后血凝块发生收缩析出的淡黄色液体，与血浆的区别在于血清中缺少纤维蛋白原和血凝时消耗掉的一些凝血因子。

13. B。**解析：** 凝血因子Ⅲ由损伤组织释放，又称组织因子；凝血因子Ⅴ、Ⅹ、Ⅻ、Ⅶ均存在于血浆中。

14. D。**解析：** 参与血液凝固的因子全部来自于血浆称为内源性凝血；由来自血液之外的组织因子启动的凝血过程称为外源性凝血。内源性凝血和外源性凝血均需要血小板磷脂表面和Ca^{2+}。

15. D。**解析：** 肝素主要是通过增强抗凝血酶Ⅲ的活性而发挥间接抗凝作用。

16. B。**解析：** 枸橼酸钠能与血浆中的Ca^{2+}结合而去除血浆中的Ca^{2+}，从而起到抗凝作用。

17. E。**解析：** 组织型纤溶酶原激活物、尿激酶型纤溶酶原激活物和激肽释放酶均能激活纤溶酶原；参与内源性凝血的凝血因子和凝血物质，如FⅫa、PK等也能使纤溶酶原转变成纤溶酶。

18. C。**解析：** 通常所说的血型是指红细胞膜上特异性抗原的类型。

19. C。**解析：** B型血的血清中含抗A抗体，某人的红细胞与其凝集，说明含有A

抗原，可能为A型或者AB型；其血清与B型血红细胞不凝集，说明血清中不含抗B抗体，因此只能是AB型。

20. C。解析：当Rh阴性的母亲孕育Rh阳性的胎儿时，胎儿的红细胞因某种原因进入母体，使母亲产生抗Rh抗体。当Rh阴性母亲再次孕育Rh阳性胎儿时，抗Rh抗体可通过胎盘进入胎儿的血液，使胎儿的红细胞发生溶血。

21. A。解析：输血的原则是首选同型输血，即使在同一血型系统中，也必须做交叉配血试验，主、次侧都不凝集为配血相合，可以进行输血；当交叉配血主侧不凝集而次侧发生凝集反应时，只能在紧急情况下缓慢少量输血，而不可大量输血，如O型血作为供血者输给其他血型；第一次配血相合且输血顺利，第二次接受同一献血员血液也必须做交叉配血试验，避免受血者在被致敏后产生抗Rh抗体。

22. B。解析：交叉配血试验的主侧是将供血者的红细胞与受血者的血清进行配合试验，若主侧发生凝集反应，则为配血不合，不能输血。

[B型题]

1. A 2. B 3. C。解析：血浆蛋白质中，白蛋白分子质量小，数量多，是构成血浆胶体渗透压的主要物质；血浆球蛋白具有免疫功能；血液凝固的实质是血浆中的纤维蛋白原转变为纤维蛋白多聚体，交织成网，网罗血细胞形成血凝块。

4. A 5. B。解析：铁是合成血红蛋白必需的原料，体内铁缺乏或铁代谢紊乱，可导致血红蛋白生成减少，红细胞体积较小，产生低色素小细胞性贫血；内因子由胃黏膜合成，可保护维生素B_{12}并促进其吸收，后者可提高叶酸利用率，在红细胞成熟过程中发挥重要作用，因此缺乏内因子会导致巨幼细胞贫血。

6. E 7. B。解析：中性粒细胞主要功能是吞噬细菌，在非特异性免疫中起重要作用，是细菌入侵的第一道防线；淋巴细胞在机体特异性免疫应答中起核心作用，T淋巴细胞实现细胞免疫，B淋巴细胞实现体液免疫。

8. A 9. C 10. D。解析：正常人血液总量占体重的7%～8%；中性粒细胞是白细胞中数量最多的，占白细胞总数的50%～70%，淋巴细胞占20%～40%。

[X型题]

1. ABCD。解析：血浆的主要成分是水、蛋白质、小分子有机物、无机盐和一些气体等。血浆蛋白可分为白蛋白、球蛋白和纤维蛋白原，血浆中存在的是纤维蛋白原，而非纤维蛋白。

2. AC。解析：0.9%的NaCl溶液、5%的葡萄糖溶液均为临床常用等渗溶液；0.42%NaCl溶液为低渗溶液；10%葡萄糖溶液为高渗溶液；1.9%尿素溶液为等渗溶液，但不是等张溶液，将细胞置于其中会导致溶血。

3. ADE。解析：年龄、性别和居住地的海拔高度均可影响红细胞数量和血红蛋白浓度。新生儿的红细胞数和血红蛋白量均较高，到青春期接近成人水平，因此儿童期高于青春期，新生儿高于成年人；高原居民红细胞数量和血红蛋白量均高于海平面居民；由于性激素的影响，成年男性红细胞和血红蛋白数量高于成年女性。

4. AD。**解析**：红细胞叠连后，血沉加快；血沉快慢和红细胞发生叠连的难易主要取决于血浆而非红细胞本身。通常血浆中球蛋白、纤维蛋白原含量增多，可加速红细胞叠连使血沉加快；血浆中白蛋白、卵磷脂增多，红细胞叠连减少，血沉减慢。

5. ABCDE。**解析**：白细胞具有向某些化学物质游走的特性，称为趋化性。一些抗原抗体复合物、机体的代谢产物、细菌毒素、细菌产生的肽类、脂类物质、激肽释放酶等均可使白细胞产生趋化性。

6. ABC。**解析**：生理性止血包括3个过程：血管收缩、血小板血栓形成和血液凝固。

7. CD。**解析**：Rh阴性的人接受Rh阳性两次以上的供血易引起溶血反应；Rh阴性的女性与Rh阳性的男性婚配，在怀第二胎以上时，易引起胎儿或新生儿溶血反应。

8. BE。**解析**：血清中含抗B抗体的可能是A型血，也可能是O型；Rh阳性血型，红细胞膜上有Rh抗原，血清中一定没有抗Rh抗体；虽然O型红细胞膜上没有A抗原和B抗原，但是其血清中的抗A抗体和抗B抗体能与其他血型受血者的红细胞发生凝集反应，因此输血时应该缓慢少量，且密切观察输血反应；输血前必须做交叉配血试验，配血相合才能输血；成分输血是根据患者的不同需求进行输注，既可提高疗效，又能减少不良反应。

二、名词解释

1. 血液和抗凝剂混匀后离心，上层淡黄色液体为血浆，其成分为血液去除有形成分后留下的部分。

2. 血细胞在血液中所占的容积百分比称为血细胞比容，正常成年男性为40%～50%，女性为37%～48%。

3. 血浆渗透压，在正常情况下约300mOsm/（kg·H$_2$O），包括由血浆晶体物质形成的晶体渗透压及血浆中蛋白质形成的胶体渗透压。

4. 红细胞在低渗盐溶液中发生膨胀、破裂，甚至溶血的特性，称为红细胞的渗透脆性，可表示红细胞对低渗盐溶液具有的抵抗能力。

5. 以第一小时末血沉管中出现的血浆柱的高度表示红细胞沉降的速度，称为红细胞沉降率，简称血沉。

6. 血液由流动的溶胶状态变成不流动的凝胶状态的过程称为血液凝固。

7. 血凝后，血凝块收缩析出的淡黄色液体，称为血清。其主要成分为去纤维蛋白原及某些凝血因子的血浆。

8. 由来自血液之外的凝血因子Ⅲ所启动的凝血过程，称为外源性凝血。

9. 参与血液凝固的因子全部来自血浆，由因子Ⅻ被激活所启动的凝血途径，称为内源性凝血。

10. 纤维蛋白溶解简称纤溶，是指纤维蛋白被分解液化的过程。

11. ABO血型是根据红细胞膜上是否存在A抗原和B抗原而分类的血型系统。

12. Rh血型是根据红细胞膜表面是否含有Rh抗原而分类的血型系统。

三、填空题

1. 降低　加快
2. 造血干细胞　红骨髓
3. 运输氧气和二氧化碳　缓冲血液pH
4. （100～300）×10^9　血小板减少性紫癜
5. 参与生理性止血　促进凝血　对血管壁的修复支持作用
6. 组织因子途径抑制物　肝素
7. 纤溶酶原激活　纤维蛋白降解
8. A　O

四、问答题

1. 因为一般健康成年人体重均在50～60kg以上，血量约占体重的7%～8%，相当于3500～4800ml，献血200～300ml，不足血量的10%。失血后机体可反射性引起心跳加快，血管收缩，静脉贮血库收缩补充循环血量，保证机体代谢需求。所丢失的水和无机盐1～2小时内可由组织液补充，血浆蛋白在1天左右由肝脏合成而补充，红细胞约需1个月左右补充上，所以对成人健康无害。

2. 由肾组织产生的促红细胞生成素（EPO）是机体调节红细胞生成的主要体液因素，可促进晚期红系祖细胞的发育、增殖，使血红蛋白合成增多，加速红细胞各阶段的分化及网织红细胞释放。组织缺氧是促进EPO分泌的生理性刺激因素。当红细胞减少时，肾脏氧供应减少，合成EPO增加，红细胞生成增加；当红细胞数量增多时，肾脏合成EPO减少，红细胞生成缓慢，从而通过负反馈调节维持血液中红细胞数量的相对稳定。

3. 血小板融入血管内皮细胞，填补毛细血管内皮细胞脱落间隙，维持血管屏障；黏附于损伤部位的血小板释放TXA$_2$等引起受损伤小血管收缩，减少出血；血小板黏附聚集形成血小板血栓，堵塞伤口，初步止血；血小板能吸附凝血因子、提供磷脂表面，促进凝血酶激活，从而促进凝血，并使血凝块回缩形成坚实的止血栓。

4. 血液凝固过程分为三个基本阶段：①凝血酶原激活物形成；②凝血酶原转变成凝血酶；③纤维蛋白原转变成纤维蛋白。根据凝血酶原激活物生成途径的不同，将血液凝固分为内源性凝血和外源性凝血两条途径；由凝血因子Ⅲ所启动的凝血过程称为外源性凝血，参与内源性凝血的因子全部来自血浆，由因子Ⅻ被激活所启动。

5. 输血的原则：①首选同型输血，ABO血型相合，生育年龄的妇女和反复输血的患者，Rh血型相合。②输血前必须进行交叉配血试验，主侧、次侧均不凝集为配血相合，可以输血；主侧凝集为配血不合，不能输血；主侧不凝集，次侧凝集，只能在紧急情况下，少量缓慢输血，且密切观察输血反应。③成分输血和自体输血。

6. 交叉配血试验是指供血者红细胞和血清分别与受血者血清和红细胞进行配合，观察有无凝集反应发生。同型血输血也应进行交叉配血试验，防止其他血型系统或ABO亚型不合。

第四章　血液循环

第一节　心肌细胞的生物电现象和生理特性

1. 心肌细胞的分类

类型	细胞	特点
工作细胞	心房肌和心室肌细胞	具有兴奋性、传导性、收缩性；无自动节律性
特殊分化的心肌细胞	窦房结、房室交界、房室束及左右束支、浦肯野纤维	具有兴奋性、传导性、自动节律性（房室交界的结区细胞除外）；无收缩性

2. 心肌细胞的跨膜电位

心脏各部位不同类型的心肌细胞，其跨膜电位的幅度、波形、持续时间和形成的离子基础有所不同。

（1）工作细胞的跨膜电位及其离子基础

膜电位及分期		离子基础
静息电位		K^+顺浓度梯度外流为主形成的平衡电位
动作电位	0期（去极化期）	快钠通道开放，Na^+内流
	1期（快速复极初期）	快钠通道失活，一过性K^+外流
	2期（缓慢复极期，平台期）	Ca^{2+}内流和K^+外流处于相对平衡状态
	3期（快速复极末期）	Ca^{2+}通道失活，K^+外流进一步增强
	4期（恢复期）	钠泵（逆浓度梯度泵出Na^+，摄回K^+）；Na^+–Ca^{2+}交换（将Ca^{2+}逆浓度梯度外运出细胞）

（2）自律细胞的跨膜电位及其离子基础：自律细胞膜电位的特点：①没有稳定不变的静息电位，3期复极末达最大值时的电位称为最大舒张电位或最大复极电位；②4期自动去极化达阈电位时引起又一次动作电位。

浦肯野细胞动作电位0期、1期、2期和3期的产生机制与心室肌细胞相同，4期自动去极化主要是由随时间进展而增强的内向离子流引起的。

分期	窦房结P细胞动作电位及其离子基础
0期（去极化期）	Ca^{2+}缓慢内流（L型Ca^{2+}通道）
3期（快速复极末期）	L型Ca^{2+}通道失活，K^+通道开放引起K^+外流
4期（自动去极化）	K^+外流递减（主要原因），If（Na^+负载）内流，T型Ca^{2+}通道引导Ca^{2+}内流

3. 心肌细胞的电生理类型

（1）心肌细胞的电生理类型

	非自律细胞	自律细胞
快反应细胞	心房肌、心室肌细胞	房室束、左右束支、浦肯野细胞
慢反应细胞	房室交界结区细胞	窦房结、房室交界房结区和结希区细胞

快反应细胞产生的动作电位称为快反应动作电位；慢反应细胞产生的动作电位为慢反应动作电位。

（2）快、慢反应动作电位的比较

	快反应动作电位	慢反应动作电位
静息电位（最大舒张电位）	大（$-85 \sim -95$ mV）	小（$-60 \sim -70$ mV）
阈电位	-70 mV	-40 mV
动作电位分期	5期（0、1、2、3、4）	3期（0、3、4）
0期离子通道	快Na^+通道（Na^+内流）	慢Ca^{2+}通道（Ca^{2+}缓慢内流）
通道阻断剂	河豚毒素（TTX）	维拉帕米、Mn^{2+}
0期去极化速度	快（$200 \sim 400$ V/s）	慢（$1 \sim 10$ V/s）
0期去极化幅度	高（$100 \sim 130$ mV）	低（$35 \sim 73$ mV）
传导速度	快（$0.5 \sim 3$ m/s）	慢（$0.01 \sim 0.1$ m/s）

4. 自动节律性

心肌细胞在无外来刺激情况下，自动产生节律性兴奋的特性称为自动节律性，简称自律性，其电生理基础是动作电位4期自动去极化。具有自律性的细胞称为自律细胞，不同部位的自律细胞自律性存在差异，用单位时间内自动产生节律性兴奋的次数衡量自律性高低。

（1）心脏的起搏点

起搏点		细胞	心脏节律	分析
正常起搏点		窦房结	窦性心律	窦房结自律性最高，对潜在起搏点的控制方式：抢先占领、超速驱动压抑
潜在起搏点	次级起搏点	房室交界自律细胞	交界性心律	潜在起搏点自律性异常增高超过窦房结，并控制部分或整个心脏活动时，称为异位起搏点，其控制下的心脏节律性活动称为异位心律
	三级起搏点	房室束、左右束支、浦肯野细胞	室性心律	

（2）决定和影响自律性的因素

影响因素	分析
4期自动去极化速度	影响自律性的最重要因素，4期自动去极化速度快，到达阈电位的时间短，则单位时间内产生兴奋的次数多，自律性高；反之，自律性低
最大舒张电位与阈电位之间的距离	两者之间距离缩小，到达阈电位所需时间缩短，自律性升高；反之自律性降低

5. 兴奋性

所有心肌细胞都具有兴奋性，其兴奋性高低同样可用刺激的阈值来衡量。

（1）决定和影响心肌兴奋性的因素

影响因素		兴奋性变化	机制
静息电位（或最大舒张电位）与阈电位之间的距离	增大	降低	膜电位与阈电位距离大，所需刺激阈值大
	减小	增大	膜电位与阈电位距离小，所需刺激阈值小
Na^+通道的状态	备用状态	有兴奋性	Na^+通道处于备用状态可被再次激活
	失活状态	兴奋性低或丧失	Na^+通道只有处于备用状态才被再次激活，如果部分失活则兴奋性降低；如果完全失活则兴奋性丧失

（2）心室肌细胞兴奋过程中兴奋性的周期变化

兴奋性变化周期		时程及电位变化	兴奋性	对刺激的反应	机制
有效不应期	绝对不应期	去极化至复极化－55mV	零	对任何刺激不反应	Na⁺通道完全失活
	局部反应期	复极化－55mV至－60mV		强刺激只能引起局部去极化	少量Na⁺通道复活
相对不应期		复极化－60mV至－80mV	低于正常	强刺激能引起动作电位	Na⁺通道部分复活
超常期		复极化－80mV至－90mV	高于正常	弱刺激能引起动作电位	Na⁺通道接近备用，膜电位离阈电位距离较近

注：心室肌细胞兴奋性周期性变化特点是有效不应期特别长。

（3）期前收缩与代偿间歇

	期前收缩	代偿间歇
概念	心室在有效不应期后，受到一次额外刺激或异位起搏点发放的冲动，产生期前兴奋，引起期前收缩	期前收缩后出现一段较长的心室舒张期，称为代偿间歇
产生原因	额外刺激发生在心房肌和心室肌有效不应期之后，下次窦房结传来的兴奋到达之前	窦房结传来的兴奋落在期前收缩的有效不应期内

6.传导性

心肌细胞传导兴奋的能力，称为传导性。传导原理与神经细胞相似，是以局部电流的方式进行传导。

（1）心脏内兴奋传播的途径和特点

途径	窦房结→心房肌→房室交界区→房室束及左右束支→浦肯野纤维→心室肌
特点	心脏内各部位兴奋传导速度不同：①浦肯野纤维传导速度快，有利于整个心室同步收缩；②房室交界传导速度慢，时间延搁称为房室延搁，可使心房和心室收缩有序，不会重叠

（2）决定和影响心肌传导性的因素

影响因素		分析
结构因素	细胞直径	细胞直径越大，电阻越小，传导速度越快
	细胞间缝隙连接	电阻低，传导速度快，构成功能性合胞体
电生理因素	动作电位0期去极化速度和幅度	动作电位0期去极化速度、幅度增大，形成局部电流速度快、强度大，传导速度越快
	邻近未兴奋部位膜的兴奋性	如邻近部位膜处于兴奋的相对不应期，兴奋传导减慢；若处于有效不应期，发生传导阻滞

7. 收缩性

（1）心肌收缩的特点

特点	分析	意义
同步收缩（全或无式收缩）	①心房和心室内特殊传导组织传导速度快；②心肌细胞间缝隙连接电阻低	全心房肌或全心室肌同时收缩，收缩力量增强，有利于心脏射血
不发生完全强直收缩	心肌的有效不应期较长，相当于心肌收缩的收缩期和舒张早期	保持收缩和舒张活动的交替进行，保证射血和充盈的正常进行
对细胞外Ca^{2+}依赖性	由于心肌细胞终池不发达，因此心肌兴奋-收缩耦联中Ca^{2+}主要来自细胞外液	一定范围内，心肌细胞外Ca^{2+}浓度升高，心肌收缩力增强

（2）影响心肌收缩性的因素

影响因素	分析
血浆中Ca^{2+}浓度	血浆中Ca^{2+}浓度升高，心肌收缩增强，反之收缩减弱
缺氧和酸中毒	①缺氧和酸中毒可使血中H^+浓度升高，竞争性抑制使Ca^{2+}与肌钙蛋白结合减少，心肌收缩力减弱；②缺氧时ATP生成量减少，心肌收缩力减弱
交感神经和儿茶酚胺	交感神经和儿茶酚胺均能增强心肌收缩力

第二节　心脏的泵血功能

1. 心动周期与心率

心脏一次收缩和舒张构成一个机械活动周期，称为心动周期。每分钟心脏搏动的次数称为心率。心动周期时间长短与心率快慢有关。正常成年人安静时的心率为60～100次/分，平均75次/分。在这一心率条件下，每个心动周期历时0.8s。其中心房收缩期0.1s，舒张期0.7s；心室收缩期0.3s，舒张期0.5s。心房和心室共同舒张的时间占半个心动周期，即0.4s，称为全心舒张期。

2. 心脏泵血过程

心动周期分期		心室内压力变化和比较	房室瓣	动脉瓣	血流方向	心室容积
心室收缩期	等容收缩期	房内压<室内压<动脉压（迅速升高）	关闭	关闭	无血流进出心室	不变
	快速射血期	房内压<室内压>动脉压（升至最高）	关闭	开启	心室→动脉	快速减小
	减慢射血期	房内压<室内压<动脉压	关闭	开启	心室→动脉	减至最小
心室舒张期	等容舒张期	房内压<室内压<动脉压（下降最快）	关闭	关闭	无血流进出心室	不变
	快速充盈期	房内压>室内压<动脉压（降至最低）	开启	关闭	心房→心室	快速增大
	减慢充盈期	房内压>室内压<动脉压	开启	关闭	心房→心室	增大
	房缩期	房内压>室内压<动脉压	开启	关闭	心房→心室	增至最大

3. 心音

	产生机制	意义	特征
第一心音	心室肌收缩、房室瓣关闭	心室收缩期开始	音调低，持续时间长
第二心音	动脉瓣关闭、大动脉血流减速	心室舒张期开始	音调高，持续时间短
第三心音	血液从心房流入心室引起室壁和乳头肌振动	快速充盈期末	低频、低幅
第四心音	心房收缩引起心室充盈	正常人一般听不到	

4. 心脏泵血功能的评价

评价指标	指标内容（定义）	正常值范围	生理意义
每搏输出量（SV）	一侧心室一次搏动射出的血量	60 ~ 80 ml	基本指标
射血分数（EF）	每搏输出量占心室舒张末期容积的百分比	50% ~ 60%	比SV更准确
每分输出量（CO）	每分钟由一侧心室输出的血液总量	4.5 ~ 6 L/min	比SV全面，与机体代谢水平相关
心指数	安静、空腹状态下每平方米体表面积的心输出量	3.0 ~ 3.5 L/（min·m²)	不同个体比较
搏出功（J）	心脏每收缩一次所做的功	每搏输出量（L）×血液比重×（平均动脉压-平均左心房压）	评定心泵功能最好的指标
每分功	心室每分钟做的功	搏出功×心率	

5. 影响心输出量的因素
（1）影响心输出量的因素

调节因素		调节情况	机制
每搏输出量的调节	前负荷（异长自身调节）	一定范围内，增加心肌前负荷，每搏输出量增多	前负荷大→初长度大→粗细肌丝有效重叠程度大→横桥连接数目多，收缩强度大
	后负荷	其他因素不变，后负荷增加，每搏输出量减少	后负荷大→等容收缩期长，射血期短，射血速度慢→射血量少
	心肌收缩能力（等长自身调节）	通过改变心肌性能实现的调节，和初长度无关	改变心肌细胞兴奋-收缩耦联的各环节及生化和能量转化过程的强度与效率实现
心率的影响	80 ~ 140 次/分	心率快，心输出量多	心输出量＝每搏输出量×心率
	大于140 次/分	心率进一步快时，心输出量将减少	舒张期过短，回心血量少，每搏输出量少
	小于40 次/分	心输出量减少	每搏输出量已达最大值而心率太慢

（2）异长自身调节和等长自身调节比较

	异长自身调节	等长自身调节
定义	通过心肌细胞初长度改变调节心脏泵血	通过心肌收缩能力改变调节心脏泵血
调节	Starling机制，无神经、体液因素参与	神经、体液调节
作用	对搏出量进行细微短期的调节	对循环的持续剧烈变化调节
举例	动脉血压突然升高或体位突然改变的调节	心衰、缺氧等心输出量减少的调节

第三节　血管生理

1. 动脉血压及其正常值

血压是指血管内流动的血液对单位面积血管壁的侧压力，通常所指的血压系指动脉血压。动脉血压是指血液对动脉血管壁的侧压力，在心动周期中随心室收缩射血和舒张充盈发生周期性变化。

动脉血压	概念	正常范围
收缩压	心室收缩期血压升高达到的最高值	100 ~ 120 mmHg
舒张压	心室舒张末期动脉血压降低所达到的最低值	60 ~ 80 mmHg
脉压	收缩压和舒张压的差值	30 ~ 40 mmHg
平均动脉压	一个心动周期中每一瞬间动脉血压的平均值，舒张压+1/3脉压	100 mmHg左右

2. 动脉血压形成的原理

基本因素	分析解释
血液对血管的充盈	动脉血压形成的物质基础，以循环系统平均充盈压表示
心脏射血	心室肌收缩射血入主动脉，其释放的能量，一部分成为血液动能，推动血液流动；另一部分形成对血管壁的侧压，即势能
外周阻力	由于外周阻力的存在，心室收缩期每次射出的血量1/3进入微循环，2/3暂时贮存于动脉中，对血管壁产生侧压力
大动脉弹性	心室收缩期，弹性扩张缓冲血压波动；舒张期，弹性回缩推动血液继续流动

3. 影响动脉血压的因素

影响因素	影响特点	分析
每搏输出量	主要影响收缩压	每搏输出量增大时，收缩压增高，脉压增大
心率	主要影响舒张压	心率增快，心舒期缩短，流出动脉的血液减少，而心舒末期存留在主动脉血量增多，舒张压升高比收缩压明显，脉压降低
外周阻力	影响舒张压最重要的因素	外周阻力增加，舒张压增大，脉压减小
大动脉壁弹性	弹性减退，缓冲功能降低，脉压增大	老年人收缩压升高，舒张压降低
循环血量与血管容积的关系	影响循环系统平均充盈压	失血时循环血量减少，动脉血压下降

4. 静脉血压

（1）外周静脉压：各器官静脉的血压称为外周静脉压，其特点为：①血压低，血流阻力小；②重力和体位对外周静脉压影响大；③静脉充盈度受跨壁压影响大。

（2）中心静脉压

概念	胸腔内大静脉或右心房的压力
正常值	正常成人约4～12 cmH_2O
决定因素	①心脏射血能力：心脏射血能力减退，中心静脉压升高 ②静脉回流速度：当静脉回流障碍或有效循环血量不足时，中心静脉压降低
临床意义	反映静脉回心血量和心脏功能状态，用作控制补液速度和补液量的指标

5. 静脉回心血量及其影响因素

静脉回心血量是指单位时间内由外周静脉返回右心房的血流量。

因素	影响结果	分析
循环系统平均充盈压	循环系统平均充盈压升高，回心血量增加	反映血管系统内血液充盈程度
心肌收缩力	心肌收缩力增强，回心血量增加	收缩力加强促进静脉回流
重力和体位	立位转卧位，回心血量增加	静脉壁薄，易扩张，受重力影响大
骨骼肌挤压作用	骨骼肌挤压促进静脉回流	骨骼肌和静脉瓣对静脉回流起泵作用
呼吸运动	吸气促进静脉回流	胸膜腔负压增大，静脉回流加速

6. 微循环的组成及血流通路

微循环是指微动脉和微静脉之间的血液循环。典型的微循环一般由微动脉、后微动脉、毛细血管前括约肌、真毛细血管、通血毛细血管、动－静脉吻合支和微静脉7个部分组成。

	迂回通路	直捷通路	动－静脉短路
通路	微动脉→后微动脉→毛细血管前括约肌→真毛细血管网→微静脉	微动脉→后微动脉→通血毛细血管→微静脉	微动脉→动－静脉吻合支→微静脉
特点	管壁薄，途径长，血流慢	途径短，血流速度快	管壁较厚，途径最短
主要功能	物质交换	促进血液迅速回流入心脏	体温调节
常见部位	肠系膜、肝、肾较丰富	骨骼肌	皮肤，特别是手掌、足底、耳郭等处
开放状态	交替开放	经常开放	环境温度升高时开放；反之关闭

7. 组织液的生成与回流

毛细血管内血浆中的水和营养物质透过血管壁进入组织间隙的过程，称为组织液生成。组织液中的水和代谢产物透过毛细血管壁进入毛细血管的过程，称组织液回流。毛细血管壁对液体成分的通透性是滤过的前提条件，滤过的动力是有效滤过压，有效滤过压=（毛细血管血压+组织液胶体渗透压）－（血浆胶体渗透压+组织液静水压）。正常时组织液的生成和回流保持动态平衡，90%的组织液由毛细血管静脉端回流，10%流入毛细淋巴管形成淋巴液，经淋巴系统回流入静脉。

8. 影响组织液生成与回流的因素

影响因素	影响效果	机制	举例
毛细血管血压	毛细血管血压升高，组织液生成增多	有效滤过压升高	右心衰竭
血浆胶体渗透压	血浆胶体渗透压降低，组织液生成增多	有效滤过压升高	肾脏疾病、肝脏疾病
毛细血管壁通透性	毛细血管壁通透性增加，组织液生成增多	通透性升高，部分血浆蛋白可透过管壁进入组织液	过敏反应、烧伤
淋巴回流	淋巴回流受阻，组织液增多	组织液回流减少，积聚过多	丝虫病

第四节　心血管活动的调节

1. 心脏的神经支配及其作用

	心交感神经	心迷走神经
支配部位	窦房结、房室交界、房室束、心房肌和心室肌	窦房结、房室交界、房室束、心房肌（心室肌迷走神经少）
节前神经元	T_{1-5}灰质中间外侧柱神经元	延髓迷走神经背核、疑核
节前神经纤维递质	乙酰胆碱（ACh）	ACh
节后神经元膜受体	N_1受体	N_1受体
节后神经元胞体	星状神经节、颈交感神经节	心脏神经丛
节后神经纤维递质	去甲肾上腺素（NE）	ACh
肌膜受体	β_1受体	M受体
递质对离子通透性影响	主要使Ca^{2+}通透性增加	主要使K^+通透性增加
效应	正性变时作用→心率加快 正性变力作用→心缩力加强 正性变传导作用→房室交界传导加快	负性变时作用→心率减慢 负性变力作用→心房肌收缩力减弱 负性变传导作用→房室交界传导减慢

2. 血管的神经支配及其作用

	交感缩血管神经	交感舒血管神经	副交感舒血管神经	脊髓背根舒血管纤维
递质	NE	ACh	ACh	降钙素基因相关肽
受体	α受体（主），β受体	M受体	M受体	
效应	α受体缩血管，β受体舒血管	舒血管	舒血管	舒血管
分布	绝大多数血管（多为单一支配），皮肤中最密，骨骼肌和内脏次之，冠状动脉和脑血管较少；同一器官中，微动脉密度最高	骨骼肌血管	脑膜、唾液腺、胃肠道腺体和外生殖器血管	受伤害性刺激邻近部位微动脉

续表

	交感缩血管神经	交感舒血管神经	副交感舒血管神经	脊髓背根舒血管纤维
紧张性活动	平时保持紧张性活动	平时无紧张性活动	平时无紧张性活动	平时无紧张性活动
特点	调节血压作用大	不参与血压调节，只在应激时调节骨骼肌血流量	不参与血压调节，仅调节局部血流	轴突反射

3. 心血管中枢

	分布	特点
脊髓	脊髓胸腰段和骶段灰质侧角	能完成一些初级的心血管反射
延髓	延髓腹外侧部、迷走神经背核和疑核、孤束核	调节心血管活动的最基本中枢，包括心交感中枢、心迷走中枢、交感缩血管中枢
延髓以上	下丘脑、大脑边缘系统等	整合作用，使心血管活动与其他功能活动协调一致

4. 心血管活动的反射性调节

（1）颈动脉窦和主动脉弓压力感受性反射过程

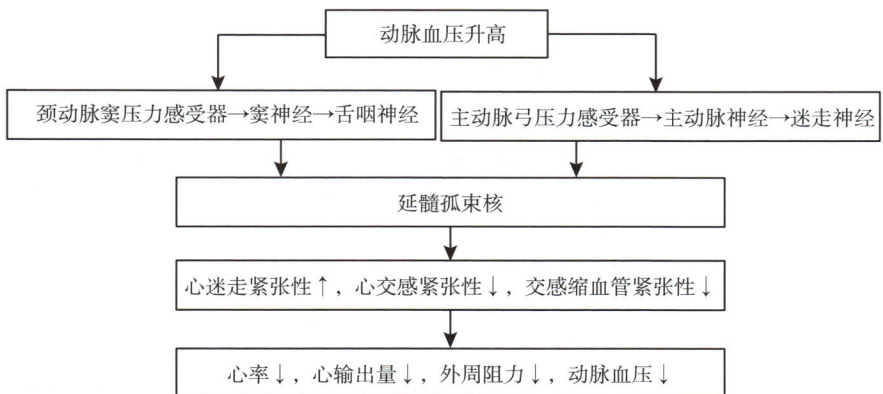

动脉血压升高

颈动脉窦压力感受器→窦神经→舌咽神经　　主动脉弓压力感受器→主动脉神经→迷走神经

延髓孤束核

心迷走紧张性↑，心交感紧张性↓，交感缩血管紧张性↓

心率↓，心输出量↓，外周阻力↓，动脉血压↓

（2）颈动脉体和主动脉体化学感受性反射过程

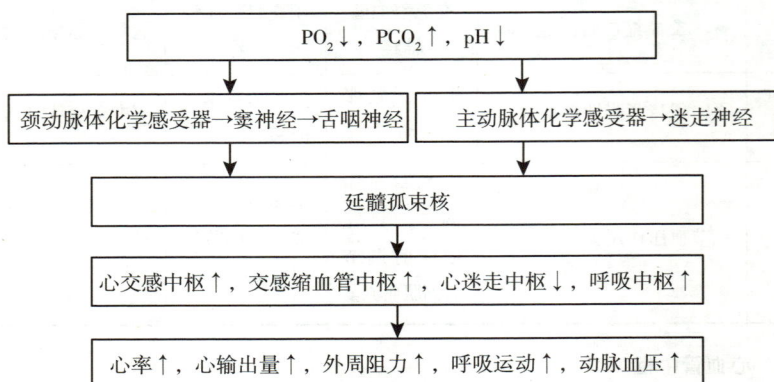

$$PO_2\downarrow，PCO_2\uparrow，pH\downarrow$$

颈动脉体化学感受器→窦神经→舌咽神经	主动脉体化学感受器→迷走神经

延髓孤束核

心交感中枢↑，交感缩血管中枢↑，心迷走中枢↓，呼吸中枢↑

心率↑，心输出量↑，外周阻力↑，呼吸运动↑，动脉血压↑

（3）颈动脉窦和主动脉弓压力感受性反射与颈动脉体和主动脉体化学感受性反射比较

	颈动脉窦和主动脉弓压力感受性反射（降压反射）	颈动脉体和主动脉体化学感受性反射（升压反射）
感受器位置	颈动脉窦、主动脉弓	颈动脉体、主动脉体
感受器性质	压力感受器	化学感受器
适宜刺激	血压变化对血管壁的机械牵张程度	血液中$PO_2\downarrow$、$PCO_2\uparrow$、$pH\downarrow$
对血压影响	心率↓，心输出量↓，外周阻力↓，血压↓	心率↑，心输出量↑，外周阻力↑，血压↑
对呼吸影响	无明显影响	呼吸加深加快
作用特点	①对快速搏动血压变化敏感；②动脉血压在60~180 mmHg之间发生变化时有调节作用；③在动脉血压长期调节中不起关键作用	①平时对血压不起调节作用；②仅在应激、应急时参与心血管活动调节
生理意义	维持动脉血压相对稳定	低氧、窒息、酸中毒、失血、动脉血压过低或脑部供血不足时，增加外周阻力，移缓济急，保证心、脑血液供应

5. 肾上腺素和去甲肾上腺素

	肾上腺素	去甲肾上腺素
来源	肾上腺髓质	肾上腺髓质、肾上腺素能神经末梢
比例	80%	20%
作用机制	可与 α、β 肾上腺素能受体结合	主要与 α 受体和 β_1 受体结合，与 β_2 受体结合能力较弱
对心脏作用	与 β_1 受体结合（正性变时、正性变力作用）	与心肌 β_1 受体结合（作用较弱）
对血管作用	取决于血管平滑肌 α、β 受体分布情况	与血管平滑肌 α 受体结合（主要作用）
生理效应	静脉注射后，外周阻力↓，脉压↑，心输出量↑，心率↑	静脉注射后，全身血管收缩，外周阻力↑，血压↑，心率↓

6. 肾素–血管紧张素系统

　　肾素 – 血管紧张素系统是人体内重要的体液调节系统，对调节机体血压、水、电解质平衡和维持内环境稳态具有重要作用。在血管紧张素家族中，血管紧张素 II 的作用最重要：①使全身微动脉收缩，血压升高，可促进静脉收缩，回心血量增加；②促进交感神经末梢释放递质；③降低中枢对压力感受器的敏感性；④刺激醛固酮的合成和释放。

第五节　器官循环

冠脉循环

（1）冠脉循环的特点

特征类型	特点及分析
解剖特点	①小分支常以垂直于心脏表面的方向传入心肌，使血管在心肌收缩时容易受到压迫；②一根心肌纤维有一根毛细血管供血；③侧支循环需要经过相当长时间才能建立，易导致心肌梗死
血流特点	①途径短，血压较高，流速快，流量大；②心肌供血主要在心舒期；③动静脉血的氧差大，当人体活动增强使耗氧量增加时，心肌摄取氧主要靠冠脉扩张解决

（2）冠脉循环血流量的调节

调节因素	调节及分析
心肌代谢水平	冠脉血流量与心肌代谢水平成正比关系，心肌代谢产物中最重要的调节因素是腺苷，其他代谢产物，如H^+、CO_2、乳酸等，也能使冠脉舒张，但作用较弱
神经调节	①迷走神经对冠脉的直接作用是使冠脉舒张，完整机体内刺激迷走神经，对冠脉血流量影响较小；②刺激交感神经可使冠脉先收缩后舒张
体液调节	①肾上腺素、去甲肾上腺素可通过增强心肌代谢活动和增加耗氧量使冠脉血流量增加，也可直接作用于冠脉的 α 或 $β_2$ 肾上腺素能受体，使冠脉收缩或舒张；②甲状腺激素增多时，可间接引起冠脉舒张；③血管紧张素 Ⅱ 和大剂量血管升压素可使冠脉收缩

考前必刷题

一、选择题

[A型题]

1. 关于心室肌细胞快Na^+通道的描述，不正确的是
   A. 是电压依从性的
   B. 激活和失活的速度都很快
   C. 是形成快反应细胞动作电位0期的离子流
   D. 离子选择性较强
   E. 在去极化到-40mV时被激活

2. 关于窦房结细胞动作电位的描述，不正确的是
   A. 最大复极电位为-70mV
   B. 阈电位为-40mV
   C. 无明显的复极1期和平台期
   D. 去极化幅度小于浦肯野细胞
   E. 0期去极化时程比浦肯野细胞短得多

3. 区分心肌快、慢反应细胞的主要根据是

   A. 动作电位0期去极化的速度和幅度
   B. 4期去极化速度
   C. 平台期持续时间
   D. 静息电位水平
   E. 阈电位水平

4. 窦房结能成为心脏正常起搏点的原因是
   A. 最大复极电位仅为-70mV
   B. 阈电位为-40mV
   C. 0期去极化速度快
   D. 动作电位没有明显的平台期
   E. 4期去极化速率快

5. 当血钾浓度逐步升高时，心肌细胞兴奋性的变化为
   A. 逐步升高
   B. 逐步降低
   C. 先降低后升高
   D. 先升高后降低
   E. 基本不变

6. 由于心肌细胞超常期内兴奋性高于正常，所以
   A. 兴奋传导速度高于正常
   B. 动作电位幅度大于正常
   C. 动作电位0期去极化速率快于正常
   D. 刺激阈值低于正常
   E. 自动节律性高于正常

7. 兴奋在心脏中传导时，传导速度最慢的部位是
   A. 心房
   B. 房室交界
   C. 左、右束支
   D. 浦肯野纤维
   E. 心室

8. 心肌不发生强直收缩的主要原因是
   A. 窦房结的自动节律性较低
   B. 房-室延搁
   C. 心肌的有效不应期较长
   D. 心肌的传导速度较慢
   E. 心肌的兴奋性较低

9. 心动周期中，心室的血液充盈主要取决于
   A. 胸内负压促进静脉血回流
   B. 心房收缩的挤压作用
   C. 心室舒张时的"抽吸"作用
   D. 骨骼肌的挤压作用促进静脉血回流
   E. 血液的重力作用

10. 从动脉瓣关闭开始到下次动脉瓣开放的时间相当于心动周期的
    A. 等容收缩期
    B. 心室收缩期
    C. 心室舒张期
    D. 等容收缩期+心室射血期
    E. 心室舒张期+等容收缩期

11. 甲、乙患者，甲患者左心室舒张末期容积为140ml，收缩末期容积为56ml；乙患者左室舒张末期容积为160ml，收缩末期容积为64ml，两患者的射血分数
    A. 相等
    B. 甲患者高于乙患者
    C. 乙患者高于甲患者
    D. 无法判断
    E. 均低于正常

12. 下列不是评价心脏泵功能指标的是
    A. 每分输出量和每搏输出量
    B. 静息状态下的心房做功量
    C. 心指数
    D. 射血分数
    E. 心脏做功量

13. 可以用来间接表示心室肌前负荷的是
    A. 心室收缩末期容积或压力
    B. 心室舒张末期容积或压力
    C. 心室等容收缩期容积或压力
    D. 心室等容舒张期容积或压力
    E. 心室舒张末期动脉压

14. 下列关于异长自身调节的叙述，不正确的是
    A. 通过异长自身调节可使静脉回流量与搏出量重新平衡
    B. 每搏输出量取决于心室舒张末期容积
    C. 通过改变心肌细胞兴奋性来调节心脏泵血功能
    D. 通过肌小节长度改变来调节心脏泵血功能
    E. 可以防止心室舒张末期压力和容积发生过久和过度的改变

15. 心室肌的后负荷是指
    A. 心房压力
    B. 快速射血期心室内压
    C. 减慢射血期心室内压
    D. 等容收缩期初心室内压
    E. 大动脉血压

16. 正常人心率超过180次/分时，引起心输出量减少的主要原因是
    A. 等容收缩期缩短
    B. 快速射血期缩短
    C. 减慢射血期缩短
    D. 等容舒张期缩短
    E. 心室充盈期缩短

17. 下列关于各类血管特点的叙述，正确的是
    A. 微动脉上的交感缩血管纤维的分布极少
    B. 短路血管多见于皮肤和皮下组织
    C. 微静脉口径不变时，微动脉舒张有利于组织液进入血液
    D. 静脉的舒缩活动是促使静脉血回流入心脏的主要动力
    E. 毛细血管分支多，总的截面积大，称为容量血管

18. 下列不属于真毛细血管特点的是
    A. 管壁薄，通透性大
    B. 血流缓慢
    C. 与组织细胞接触面积大
    D. 是血液和组织液进行物质交换的场所
    E. 安静时，骨骼肌中大约有80%的真毛细血管处于开放状态

19. 下列关于血流阻力的叙述，不正确的是
    A. 一般不能直接测量，而需通过计算得出
    B. 与血管的长度成正比
    C. 与血液的黏滞度成正比
    D. 与血管半径的平方成反比
    E. 在湍流的情况下，血流阻力较大

20. 外周阻力和心率不变而每搏输出量增加时，血压的变化主要是

    A. 收缩压升高的幅度大于舒张压的升高幅度
    B. 舒张压升高
    C. 收缩压舒张压等同升高
    D. 收缩压舒张压等同降低
    E. 收缩压升高舒张压降低

21. 下列关于大动脉管壁硬化所致改变的叙述，不正确的是
    A. 动脉收缩压升高
    B. 动脉舒张压降低
    C. 大动脉弹性减小
    D. 脉搏波传播速度加快
    E. 脉压减小

22. 若血压为200/120mmHg可能由于
    A. 大动脉壁硬化
    B. 大、中、小动脉均有不同程度硬化
    C. 输血补液太多
    D. 心肌收缩加强
    E. 小动脉硬化

23. 下列影响动脉血压的因素中，不正确的是
    A. 外周阻力增加，舒张压升高
    B. 心率加快，脉压减小
    C. 大动脉硬化，脉压减小
    D. 每搏输出量增加，脉压增大
    E. 静脉回心血量增加，脉压增大

24. 患者动脉血压降低、中心静脉压增高表示
    A. 重度静脉回流障碍
    B. 轻度静脉回流障碍
    C. 有效循环血量减少
    D. 左心功能不全
    E. 全心功能不全

25. 关于静脉血压的描述，不正确的是
    A. 站立时颅内静脉窦的压力低于大气压

B. 正常成人在站立状态下，足背静脉压和主动脉平均压几乎相等

C. 深吸气时中心静脉压升高

D. 中心静脉压的高低与心脏的射血能力有关

E. 足背静脉压在行走时比立正时低

26. 下列关于中心静脉压的叙述，不正确的是

A. 是指胸腔大静脉和右心房的压力

B. 其正常值变动范围为4~12mmHg

C. 可反映心脏的射血功能

D. 可作为临床控制输液速度和量的参考指标

E. 外周静脉广泛收缩时，中心静脉压升高

27. 下肢肌肉运动时，节律性地压迫下肢静脉

A. 可促进静脉内的血液向心脏流动

B. 是人在立位时，下肢静脉回流的唯一动力

C. 可减少小动脉和静脉之间的压力差

D. 可增加下肢组织液的生成

E. 可驱使静脉内的血液向毛细血管流动

28. 某患者出现颈静脉怒张，肝脏肿大和双下肢水肿，最可能的心血管疾病是

A. 左心衰　　　　B. 右心衰

C. 肺水肿　　　　D. 高血压

E. 中心静脉压降低

29. 下列关于微循环直捷通路的叙述，不正确的是

A. 经常处于开放状态

B. 血流速度较快

C. 主要功能不是进行物质交换

D. 主要功能是使一部分血液迅速通过微循环而进入静脉

E. 在皮肤中较多见

30. 毛细血管前阻力和毛细血管后阻力之比值减小时，则

A. 毛细血管平均压升高

B. 毛细血管平均压降低

C. 毛细血管平均压正常

D. 毛细血管的胶体渗透压增大

E. 毛细血管的胶体渗透压降低

31. 右心衰竭时，组织液生成增多导致水肿的主要原因是

A. 血浆胶体渗透压降低

B. 组织液静水压降低

C. 组织液胶体渗透压升高

D. 毛细血管血压升高

E. 淋巴回流受阻

32. 迷走神经对心血管系统的主要作用是

A. 心率减慢，传导加速

B. 心率减慢，传导减慢

C. 血管收缩，外周阻力升高

D. 心室肌收缩力增强，搏出量增加

E. 冠状动脉血流量减少

33. 在正常情况下，支配全身血管，调节血管口径和动脉血压的主要传出神经是

A. 交感缩血管神经

B. 交感舒血管神经

C. 副交感舒血管神经

D. 交感缩血管神经和交感舒血管神经

E. 交感缩血管神经和副交感舒血管神经

34. 在各类血管中，β肾上腺素能受体主要分布在

A. 皮肤血管　　　　B. 肾脏血管

C. 胃肠道血管　　　D. 骨骼肌血管

E. 脑血管

35. 关于降压反射，不正确的是
    A. 只有在血压为60～180mmHg的范围内起作用
    B. 对搏动性的压力变化更加敏感
    C. 是一种负反馈调节机制
    D. 在平时安静状态下不起作用
    E. 当动脉血压突然升高时，反射活动加强，导致血压回降

36. 肾上腺素和去甲肾上腺素对心血管的效应是
    A. 两者的升压效应相近
    B. 两者引起的心率变化相似
    C. 肾上腺素使外周阻力明显增大
    D. 去甲肾上腺素使小动脉、微动脉舒张
    E. 在完整机体中，注射去甲肾上腺素后引起血压升高，心率减慢

37. 静脉注射去甲肾上腺素后出现血压升高，心率减慢，后者出现的主要原因是
    A. 去甲肾上腺素对心脏的抑制作用
    B. 去甲肾上腺素对血管的抑制作用
    C. 降压反射活动加强
    D. 降压反射活动减弱
    E. 大脑皮层心血管中枢活动减弱

38. 下列物质中升压作用最强的是
    A. 肾上腺素
    B. 肾素
    C. 血管紧张素I
    D. 血管紧张素Ⅱ
    E. 缓激肽

39. 某人出现血钠升高，血钾下降，全身血容量增加，血压升高，此时最可能的原因是
    A. 糖皮质激素增加

B. 甲状腺激素增加
C. 激肽系统加强
D. 肾素-血管紧张素系统活动加强
E. 交感-肾上腺髓质活动加强

40. 下列物质中不能引起血管平滑肌舒张的是
    A. 局部代谢产物
    B. 缓激肽
    C. 血管活性肠肽
    D. 血管紧张素Ⅱ
    E. 前列腺素E_2

41. 冠脉血流量主要取决于
    A. 心缩期长短
    B. 心舒期长短
    C. 神经对冠状血管的支配作用
    D. 血液黏滞度大小
    E. 主动脉收缩压高低

42. 心肌缺氧引起冠状动脉舒张的主要影响因素是
    A. 氢离子   B. 组织胺
    C. 腺苷   D. 前列腺素
    E. 乳酸

[B型题]
    A. 等容舒张期末
    B. 快速充盈期末
    C. 快速射血期末
    D. 减慢射血期末
    E. 心房收缩期末

1. 心动周期中，左心室容积最大的时期是
2. 心动周期中，左心室压力最高的时期是
    A. 心室舒张期   B. 等容收缩期
    C. 心房收缩期   D. 快速充盈期
    E. 快速射血期

3. 心室充盈的10%～30%进入心室的是
4. 心动周期中，室内压升高速度最快的是

A．动脉瓣关闭

B．动脉瓣开放

C．房室瓣开放

D．房室瓣关闭

E．心室射入大动脉，引起动脉管壁振动

5．第一心音的产生主要是由于

6．第二心音的产生主要是由于

A．主动脉和大动脉

B．小动脉和微动脉

C．毛细血管

D．微静脉和小静脉

E．大静脉和腔静脉

7．血压降落幅度最大时血流通过的部位是

8．在不同血管段，交感缩血管纤维分布最密集的是

[X型题]

1．和骨骼肌相比，心室肌细胞动作电位的特征是

A．动作电位时程长

B．存在明显的平台期

C．参与活动的离子种类多

D．有效不应期长

E．4期自动去极化

2．慢反应动作电位的特点是

A．0期去极化速度慢

B．0期去极化时程长

C．无明显的复极化1、2期

D．无明显的超射

E．0期去极化幅度小

3．心肌自律细胞自律性的高低取决于

A．最大复极电位水平

B．阈电位水平

C．4期自动去极化速度

D．0期去极化速度

E．0期去极化幅度

4．出现心脏异位起搏活动的原因有

A．潜在起搏点自律性异常增高

B．窦房结自律性显著降低

C．窦房结自律性活动传出阻滞

D．潜在起搏点自律性降低

E．非自律细胞受到强烈刺激

5．在决定和影响心肌兴奋性的因素中

A．阈电位下移，而静息电位不变，则兴奋性降低

B．阈电位不变而静息电位超极化，则兴奋性升高

C．静息电位和阈电位的差距愈大，则兴奋性愈高

D．静息电位和阈电位的差距变小，则引起兴奋所需的刺激阈值将减小

E．Na^+通道是否处于备用状态决定了心肌细胞的兴奋性

6．心室肌细胞动作电位平台期的长短决定了

A．有效不应期的长短

B．相对不应期的长短

C．动作电位时程的长短

D．超常期的长短

E．心肌不会发生完全强直收缩

7．决定和影响心肌传导性的因素有

A．阈电位水平

B．静息电位水平

C．动作电位0期去极化速度和幅度

D．细胞直径的大小

E．邻近部位细胞膜的兴奋性

8．当细胞外液K^+浓度升高时，心肌的生物电活动将发生的变化是

A．浦肯野细胞0期去极化速率减慢

B．窦房结细胞0期去极化速率加快

C．心室肌细胞静息电位减小

D. 房室结细胞最大复极电位超极化

E. 心室肌细胞传导速度减慢

9. 细胞外 Ca^{2+} 浓度升高时

    A. 心肌收缩力增强

    B. 心室肌动作电位平台期缩短

    C. 窦房结细胞0期去极化速率加快

    D. 浦肯野细胞兴奋性升高

    E. 心肌动作电位时程和有效不应期缩短

10. 心力储备包括

    A. 收缩期储备   B. 心率储备

    C. 舒张期储备   D. 余血储备

    E. 心房舒张期储备

11. 心肌的收缩强度取决于

    A. 心肌的收缩能力

    B. 后负荷

    C. 前负荷

    D. 参加收缩的心肌纤维数目

    E. 运动单位

12. 下列可使每搏输出量增多的是

    A. 心肌后负荷增加

    B. ACh分泌增加

    C. 颈动脉窦内压力增加

    D. 心舒末期容积增加

    E. 肾上腺素分泌增加

13. 在心肌收缩能力和前负荷不变的条件下，增加其后负荷，可使

    A. 每搏输出量减少

    B. 等容收缩期延长

    C. 射血速度减慢

    D. 心室充盈期延长

    E. 等容舒张期延长

14. 关于大动脉弹性贮器作用，正确的是

    A. 使血液持续流动

    B. 维持一定的舒张压

C. 缓冲动脉血压的波动

D. 维持正常血压

E. 容纳循环血量的大部分

15. 使中心静脉压升高的因素是

    A. 左心室射血功能减弱

    B. 输血、输液过多

    C. 右心室射血功能减弱

    D. 骨骼肌挤压作用减少

    E. 全身静脉收缩

16. 长期卧床或体弱多病者，由平卧突然直立引起的体位性低血压，其主要原因是

    A. 小动脉扩张，外周阻力降低

    B. 静脉管壁紧张性较低，可容纳较多血液

    C. 心输出量减少

    D. 骨骼肌挤压作用减弱

    E. 贫血

17. 影响静脉回流的因素主要包括

    A. 心肌收缩力

    B. 骨骼肌的挤压作用

    C. 胸腔负压

    D. 心率

    E. 体位改变

18. 刺激心迷走神经可导致

    A. 心率减慢

    B. 心房肌收缩力量减弱

    C. 房室传导速度减慢

    D. 心房肌不应期延长

    E. 心房肌不应期缩短

19. 关于颈动脉窦压力感受器的叙述，正确的是

    A. 在体位改变时可受到刺激

    B. 在压迫颈总动脉时活动减少

    C. 兴奋时可引起反射性血管舒张

    D. 兴奋时可引起心率加快

E. 兴奋时可引起心输出量减少

20. 关于颈动脉体和主动脉体化学感受性反射的描述，正确的是

　　A. 主要调节呼吸，PCO_2降低时引起呼吸加深加快

　　B. 生理状态下，对心血管活动的调节不明显

　　C. 在窒息、酸中毒等情况下，可反射性兴奋交感缩血管中枢，使血压升高

　　D. 使心脑等重要器官在危急情况下优先获得血液供应

　　E. 是一种负反馈调节机制

二、名词解释

1. 最大舒张电位
2. 自动节律性
3. 窦性心律
4. 有效不应期
5. 房–室延搁
6. 心电图
7. 心动周期
8. 每搏输出量
9. 射血分数
10. 心输出量
11. 心指数
12. 心音
13. 心力储备
14. 异长自身调节
15. 等长自身调节
16. 血压
17. 循环系统平均充盈压
18. 平均动脉压
19. 中心静脉压
20. 微循环
21. 心血管中枢

三、填空题

1. 心肌中属于快反应非自律细胞的是_____细胞和_____细胞。

2. 心脏特殊传导系统除了_____外，都具有自动_____性。

3. 房–室延搁的生理意义是_____。

4. 人体心电图的T波代表两心室_____。

5. 在快速射血期，房室瓣_____，动脉瓣_____。

6. 安静时，健康成年人每搏输出量约为_____，心率为_____次/分；健康成年男性静息状态下心输出量为_____。

7. 第一心音发生于心室_____期的开始，第二心音发生于心室_____期的开始。

8. 血液在血管内的流动形式可分为_____与_____两种。

9. 我国健康青年人在安静状态时收缩压为_____mmHg，舒张压为_____mmHg，平均动脉压_____mmHg左右。

10. 动脉血压影响因素中，生理情况下影响收缩压的主要因素是_____，_____主要反映外周阻力大小。

11. 组织液是血浆滤过毛细血管壁而形成的，其生成依赖于四个因素，即_____、_____、_____和_____。

12. 心交感节后神经元兴奋时，其末梢释放_____，它和心肌细胞膜上的_____受体结合产生_____作用，_____作用与_____作用；切断支配心脏的交感神经时，心输出量_____。

13. 心迷走神经兴奋时，其节后纤维末梢释放_____，它激活心肌细胞膜上_____受体，引起心率_____，心房肌收缩力_____，心房不应期缩短，房室传导速度_____等效应。

14. 作用于血管壁的神经可分为两类，一为_____神经，另一为_____神经。

四、问答题

1. 心室肌细胞动作电位的特点是什么？并简述其形成原理。

2. 试述快、慢反应自律细胞4期自动去极化的形成机制。

3. 窦房结细胞与心室肌细胞动作电位有何不同？

4. 何谓期前收缩与代偿间歇？

5. 试述心脏特殊传导系统的组成和它的功能。

6. 阐述房室交界和浦肯野纤维传导速度差异的原因及其生理意义。

7. 试总结心肌自律性、兴奋性和传导性的特点。

8. 简述心肌收缩的特点。

9. 试述动脉血压的形成机制。

10. 影响动脉血压的因素有哪些？其作用各有何特点？

11. 试述重力与体位的改变对静脉压的影响。

12. 试述微循环的血流通路及其各自功能。

13. 试述组织液生成与回流的机制。

14. 试述颈动脉窦和主动脉弓压力感受性反射的特点。

15. 简述交感神经兴奋时血压发生变化的机制。

16. 剧烈运动时，心输出量有何变化？是如何进行调节的？

17. 试述去甲肾上腺素及肾上腺素对心血管作用的异同点。

18. 试述冠状循环的血流特点。

参考答案与解析

一、选择题

[A型题]

1. E。解析：心室肌细胞动作电位0期去极化是由快Na^+通道开放，Na^+内流产生，但使其激活的阈电位水平为$-70mV$。

2. E。解析：窦房结细胞属于慢反应自律细胞，其动作电位特征：无明显的1期和2期；最大复极电位$-70mV$，阈电位$-40mV$；动作电位0期去极化是由Ca^{2+}内流所致，其幅度较低、速度较慢、耗时较长，比浦肯野细胞0期去极化时程长得多。

3. A。解析：心肌细胞属于可兴奋细胞，其共同的生物电特征均可产生动作电位。故可根据动作电位0期去极化的速度及幅度，将其分为快、慢反应细胞。

4. E。解析：由于窦房结4期自动去极化速率最快，所以为心脏正常起搏点。

5. D。解析：血钾少量增多，由于膜电位少量降低而接近阈电位，使其易于发生兴奋，即兴奋性升高；但若血钾浓度进一步增高，则因膜电位太小，促使钠内流的电位差不足，而使心肌细胞的兴奋性降低甚至消失。因此，血钾浓度逐渐升高时心肌细胞兴奋性先升高，后降低。

6. D。**解析**：刺激的强度阈值可以用来反映组织兴奋性的高低，两者之间成反比关系，阈值小则兴奋性高。超常期内离子通道尚未完全恢复到备用状态，因此产生动作电位0期去极化的速率和幅度均低于正常，兴奋传导速度亦低于正常。

7. B。**解析**：房室交界中的结区是心脏中传导速度最慢的区域（0.02m/s）。

8. C。**解析**：心肌的有效不应期较长，包含了整个机械过程的收缩期及大部分舒张期，因此心肌无论受到多么强、频率多快的刺激都不会发生强直收缩。

9. C。**解析**：在心动周期中，心室血液充盈量的2/3以上，主要由于心室舒张时的"抽吸"作用，不足1/3的部分，来自心房收缩期的充盈。

10. E。**解析**：动脉瓣关闭从等容舒张期开始，动脉瓣开放是从快速射血期开始，因此从动脉瓣关闭开始到下次动脉瓣开放的时间包括心室舒张期和等容收缩期时间段之和。

11. A。**解析**：心室舒张末期容积−收缩末期容积=每搏输出量；射血分数=每搏输出量/心室舒张末期容积×100%。因此，计算甲和乙的射血分数均为60%。

12. B。**解析**：评价心脏泵功能的指标心输出量、心指数、射血分数、心脏做功量。心脏做功量常以心室收缩一次所做的功即搏出功来评价心脏泵血功能，而不是心房做功。

13. B。**解析**：心室肌收缩之前所承受的负荷称为前负荷，它决定心肌的初长，而心室肌的初长取决于心室舒张末期充盈血量或充盈压。因此可用心室舒张末期容积或压力间接表示心室肌的前负荷。

14. C。**解析**：通过心肌细胞本身初长的变化而引起心肌细胞收缩强度变化的调节方式称为心肌异长自身调节。心脏通过异长自身调节，将增加的回心血量及时泵出，从而维持静脉回心血量与每搏输出量之间的动态平衡。心室舒张末期容积和压力改变均可改变心肌初长度，影响搏出量，调节泵血功能，防止心室舒张末期压力和容积发生过久和过度改变。

15. E。**解析**：心室肌的后负荷是指心室开始收缩时遇到的负荷。心室肌收缩时，必须克服动脉压的阻力，才能推开动脉瓣将血液射入动脉，因此大动脉血压是心室收缩射血时所承受的后负荷。

16. E。**解析**：心率主要影响心动周期的舒张期。心率加快，舒张期缩短明显，心室充盈不足，从而使心输出量减少。

17. B。**解析**：小动脉和微动脉交感缩血管纤维分布密度较多；动−静脉短路在皮肤及皮下组织中较多，主要在体温调节中发挥作用；微动脉舒张，毛细血管前阻力降低，毛细血管压力升高，组织液生成增多；静脉回流入心的主要动力是心室舒张；循环系统的血量有60%~70%容纳于静脉系统中，因此静脉称为容量血管。

18. E。**解析**：真毛细血管数量多，分布广，与组织细胞接触面积大，管壁薄，通透性好，血流速度慢，是血液与组织液间进行物质交换的场所。安静时，骨骼肌中大约有20%～35%的真毛细血管处于开放状态。

19. D。解析： 血液在血管内流动时所遇到的阻力称为血流阻力，一般不能直接测量，需要通过计算得出。公式如下：$R=8\eta L/\pi r^4$，R为血流阻力，η为血液黏滞度，L为血管长度，r为血管半径。由公式可见，血流阻力与血管长度和血液黏滞度成正比，与血管半径的四次方成反比。

20. A。解析： 每搏输出量增加时，可导致收缩压和舒张压均升高，但收缩压升高的幅度大于舒张压的升高幅度，故每搏输出量主要影响收缩压。

21. E。解析： 大动脉管壁硬化的特征为大动脉弹性减小，收缩压明显增高，舒张压降低，脉压显著增大。血管壁可扩张性减小，脉搏波的传播速度加快。

22. B。解析： 血压200/120mmHg，收缩压和舒张压均升高，脉压增大。大动脉发生硬化，弹性降低，使收缩压升高；小动脉硬化，使舒张压也升高。

23. C。解析： 外周阻力主要影响舒张压；心率主要影响舒张压，所以心率加快，脉压减小；大动脉硬化，收缩压升高，舒张压降低，脉压增大。每搏输出量主要影响收缩压，当其增加时，脉压增大；静脉回心血量增加，心肌收缩前负荷增加，每搏输出量增加，脉压增大。

24. E。解析： 静脉回流障碍，中心静脉压降低。左心室泵血能力降低，心输出量减少，动脉血压下降；右心室泵血能力降低，中心静脉压升高。因此动脉血压降低、中心静脉压增高表现为全心功能衰竭。

25. C。解析： 人体站立时，足部静脉血压约90mmHg，脑膜矢状窦内压可降至−10mmHg；行走时，肌肉运动促进静脉回流，足背静脉压下降。中心静脉压的高低取决于心脏射血能力和静脉血回流速度。深吸气时，胸膜腔负压值加大，有利于心脏的舒张，心房向心室充盈血量增加，中心静脉压降低，可促进静脉血的回流。

26. B。解析： 胸腔大静脉或右心房的压力称为中心静脉压，其正常值变动范围为4～12cmH$_2$O，其高低取决于心脏射血能力和静脉血回流速度，外周静脉收缩时，静脉血液回流速度加快，中心静脉压升高。测定中心静脉压可反映静脉回心血量和心脏的功能状态，临床上可用做控制补液速度和补液量的指标。

27. A。解析： 下肢肌肉运动，骨骼肌收缩，位于肌肉内或肌肉间的静脉受到挤压，静脉内血液向心脏回流加快，不会驱使静脉内血液向毛细血管方向流动。下肢肌肉收缩对静脉的挤压作用，是促使下肢静脉血向心回流的主要动力之一，对减少血液在下肢静脉内的潴留及防止组织水肿具有重要意义。

28. B。解析： 右心衰竭时，中心静脉压升高，静脉回流受阻，出现颈静脉怒张，肝脏肿大和双下肢水肿。

29. E。解析： 直捷通路途径较短，血流速度快，经常处于开放状态，主要功能是促使血液迅速通过微循环由静脉回流入心脏，在骨骼肌中较多见；动-静脉短路在皮肤中分布较多。

30. A。解析： 微动脉、后微动脉和毛细血管前括约肌对血流的阻力称为毛细血管前阻力；微静脉和小静脉的舒缩活动改变毛细血管后阻力。毛细血管前阻力和毛细血管后阻力之比值减小时，使毛细血管内血量增多，血压升高。毛细血管前阻力和后阻力的变化不影响胶体渗透压。

31. D。解析： 右心衰竭时，静脉回流受阻，毛细血管后阻力增加，毛细血管内血量增多，压力升高，有效滤过压增大，组织液生成增多，导致水肿。

32. B。解析： 迷走神经可使心肌细胞膜对K^+通透性增加，K^+外流增加，使心肌细胞自律性及传导性均降低，导致心率减慢，传导减慢。

33. A。解析： 目前认为，全身绝大部分动脉血管受交感缩血管神经传出纤维的单一支配。当其兴奋时，全身绝大部分动脉血管收缩，口径变小，血流阻力增大，动脉血压升高。

34. D。解析： 在各类血管中，冠状血管、骨骼肌和肝脏血管壁平滑肌细胞膜上β_2受体分布占优势，引起舒血管效应。

35. D。解析： 降压反射即颈动脉窦和主动脉弓压力感受性反射，当血压升高时，感受器受到刺激加强，发放冲动频率增高，反射性引起血压降低。其特点：对快速搏动血压变化敏感；动脉血压在$60\sim180$mmHg之间发生变化时有调节作用；是一种负反馈调节机制，在平静状态下对血压保持相对稳定起主要作用。

36. E。解析： 肾上腺素对心血管的效应主要是强心作用，使心输出量增加较明显；去甲肾上腺素对心血管的效应主要是引起全身小动脉、微动脉收缩，外周阻力升高。

37. C。解析： 静脉注射去甲肾上腺素，引起全身小动脉和微动脉收缩，外周阻力升高，动脉血压升高；动脉血压升高又刺激颈动脉窦压力感受器兴奋，启动降压反射，引起心率减慢。

38. D。解析： 体内存在具有升压效应的生物活性物质中，血管紧张素Ⅱ作用最强，但其半衰期较短，升压维持时间较短。

39. D。解析： 肾素-血管紧张素系统活动加强时，醛固酮分泌增多，引起肾脏对Na^+及水的重吸收增加，K^+排出增加，全身血容量增加，血压升高。

40. D。解析： 血管紧张素Ⅱ可使全身血管壁平滑肌收缩，局部代谢产物、缓激肽、血管活性肠肽、前列腺素E_2均是舒血管物质。

41. B。解析： 心肌收缩时，会对心肌内的冠脉产生压迫，使冠脉血流量减少；心肌舒张时，对冠脉血管的压迫解除，冠脉血流的阻力显著减少，血流量增加，因此冠脉血流量主要取决于心舒期长短。

42. C。解析： 心肌细胞在局部含氧量降低的情况下，腺苷产生增多，腺苷有强烈的舒张小动脉的作用。

[B型题]

1. E 2. C。解析： 在心动周期中，当心房收缩期末时，心室会得到最大的充盈，使容积达到最大；心室收缩，室内压上升，快速射血期末，室内压达峰值。

3．C　4．B。**解析：**心室充盈总血量的2/3是由心室快速充盈期完成，10%～30%充盈量是来自心房收缩期。心室开始收缩时，室内压迅速上升，在等容收缩期由于室内容积不变，室内压上升速率最快。

5．D　6．A。**解析：**第一心音的产生是由于心室收缩，房室瓣关闭所致，是心脏收缩的标志；第二心音的产生主要是心室舒张时，动脉瓣迅速关闭时的振动所致，是心脏舒张的标志。

7．B　8．B。**解析：**血液从大动脉流向外周时，需要不断克服阻力而消耗能量，故血压逐渐降低。小动脉和微动脉管径细，形成的血流阻力大，因此当血流通过小动脉和微动脉时，血压的降落幅度最大。交感缩血管纤维作用于血管壁平滑肌，引起收缩，小动脉及微动脉壁中所含平滑肌最丰富，交感缩血管纤维分布最密集。

[X型题]

1．ABCD。**解析：**心室肌细胞动作电位产生的机制比骨骼肌复杂得多，与骨骼肌比较主要特征有Na^+、K^+、Ca^{2+}三种离子参与形成；有明显的平台期，整个时程及有效不应期较长。4期自动去极化是自律细胞生物电特征，心室肌细胞为非自律细胞。

2．ABCDE。**解析：**与心肌快反应细胞比较，慢反应细胞主要表现有以下特征：动作电位可分为0、3、4期，无复极1、2期；0期去极化为Ca^{2+}内流，故速度较慢、时间长、幅度较低；无明显的超射。

3．ABC。**解析：**决定和影响心肌细胞自律性的因素为4期自动去极化速度、最大舒张（复极）电位与阈电位之间的距离。而0期去极化的速度和幅度主要影响传导性。

4．ABCE。**解析：**正常起搏点自律性显著降低或传出兴奋受阻、潜在起搏点自律性异常增高、心室肌细胞受到强烈刺激等因素，都可引起心脏的异位起搏。

5．DE。**解析：**决定和影响心肌兴奋性的因素为静息电位（或最大舒张电位）与阈电位的距离、细胞膜Na^+通道的状态。阈电位下移，静息电位不变，二者之间距离减小，兴奋性增加；阈电位不变，静息电位超极化，二者之间距离增加，兴奋性降低。Na^+通道若处于失活状态，细胞兴奋性为零。

6．ACE。**解析：**心室肌动作电位平台期延长使动作电位时程延长，有效不应期延长，即使心肌受到频率再快、强度再强的刺激，也不能发生完全强直收缩。

7．BCDE。**解析：**心肌的传导性取决于心肌的结构特点和电生理特性两方面。心肌细胞的直径是决定传导性的主要结构因素；心肌兴奋的传导是通过局部电流实现的，动作电位0期去极化的速度和幅度、去极化前膜电位水平和邻近未兴奋部位膜的兴奋性均会影响局部电流的形成和传导。

8．ACE。**解析：**当细胞外液K^+浓度升高时，使心肌细胞静息电位产生时K^+外流减少，静息电位减小，导致快反应细胞（如心室肌细胞和浦肯野细胞）0期去极化速度减慢，传导性降低。

9．ABCE。**解析：**心肌慢反应自律细胞动作电位0期去极化、心室肌细胞的收缩均依赖细胞外液中的Ca^{2+}浓度；心室肌细胞动作电位平台期主要离子机制是Ca^{2+}内流和

K^+外流，当细胞外液中Ca^{2+}浓度升高时，Ca^{2+}内流增加，可引起平台期缩短及动作电位时程、有效不应期均缩短。当细胞外Ca^{2+}浓度升高时，对于Na^+内流有屏障作用，因此浦肯野细胞兴奋性降低。

10. ABC。**解析**：心力储备主要包括心率储备和每搏输出量储备，后者包括收缩期储备和少量的舒张期储备。

11. ABCD。**解析**：心肌的收缩强度取决于心肌收缩的前负荷、后负荷和心室肌收缩能力；心肌收缩能力，参与收缩的肌纤维数目亦可影响心肌收缩强度。运动单位是由α运动神经元及其所支配的全部骨骼肌纤维构成的，与心肌收缩无关。

12. DE。**解析**：心肌后负荷增加，射血期缩短，每搏输出量减少；ACh分泌增加，心房肌收缩力量减弱，影响心室充盈，每搏输出量减少；颈动脉窦内压力增加，启动降压反射，心肌收缩力量减弱，每搏输出量减少；心舒末期容积增加导致前负荷增加，肾上腺素分泌增加使心肌收缩能力增强，均使每搏输出量增加。

13. ABC。**解析**：心肌后负荷为动脉血压，当其升高时，使等容收缩期延长，射血期缩短，射血速度减慢，每搏输出量减少。

14. ABCD。**解析**：大动脉弹性贮器作用可影响收缩压及舒张压、缓冲心脏射血对大动脉的冲击，对外周血液持续流动发挥重要作用。容纳大部分循环血量的血管是静脉血管。

15. ABCE。**解析**：决定和影响中心静脉压的因素有静脉回流量及心脏射血能力。心室射血功能减退，心房和腔静脉淤血，中心静脉压升高；输血、输液过多，全身静脉收缩，都会导致静脉回流增加，中心静脉压升高；骨骼肌挤压作用减弱，外周静脉回流减少，中心静脉压不升高。

16. BCD。**解析**：由平卧突然直立引起的体位性低血压，其主要原因为下肢静脉广泛舒张，容纳较多血液；且骨骼肌挤压作用较弱，静脉回心血量减少，使心输出量减少所致。

17. ABCDE。**解析**：影响静脉回流的因素有心脏射血能力、循环系统平均充盈压、重力和体位、呼吸运动、骨骼肌的挤压作用。

18. ABCE。**解析**：心迷走神经兴奋时会引起心肌细胞膜对K^+通透性增加，导致窦房结细胞自律性降低，心率减慢；平台期缩短，不应期缩短，Ca^{2+}内流减少，心房肌收缩力降低。

19. ABCE。**解析**：颈动脉窦压力感受器受血压升高刺激兴奋时，会引起心交感神经、交感缩血管神经抑制，心迷走神经兴奋，导致心率减慢、传导减速，心输出量减少，血管舒张。压迫颈总动脉时，颈动脉窦压力感受器受到牵张刺激减弱，传出冲动减少。

20. BCD。**解析**：颈动脉体和主动脉体化学感受器对低O_2、PCO_2升高及H^+浓度升高等化学刺激敏感，通常情况下对心血管活动不起明显调节作用，当动脉血压过低时，因局部血流量减少刺激化学感受器，首先引起呼吸加深加快，反射性心血管活动改变，血压升高。生理意义在于低氧、窒息、酸中毒、动脉血压过低或脑部供血不足时，使血量重新分配，保证心、脑血液供应。负反馈调节是颈动脉窦压力感受器的特点。

二、名词解释

1. 心肌自律细胞动作电位复极化达最大值时的电位称为最大舒张电位。

2. 心肌在没有外来刺激的条件下，自动发生节律性兴奋的特性称为自动节律性。

3. 窦房结控制下的心脏节律性活动称窦性心律。

4. 心肌从去极化开始到复极化达–60mV期间，对任何刺激都不产生动作电位的这段时间称为有效不应期。

5. 房室交界是兴奋由心房传向心室的唯一通道，兴奋在此处传导速度缓慢，延搁时间长，称为房–室延搁。

6. 用电极置于人体表面或体内的特定部位，经仪器放大所记录的整体心脏每个心动周期综合电变化的波形，称为心电图。

7. 心脏每收缩和舒张一次，构成一个心脏机械活动的周期，称为心动周期。

8. 一侧心室一次搏动所射出的血液量称为每搏输出量。

9. 每搏输出量占心舒末期的容积百分比称为射血分数，健康成年人安静时射血分数为50%～60%。

10. 每分钟由一侧心室输出的血液总量称心输出量。心输出量=每搏输出量×心率。

11. 安静和空腹状态下每平方米体表面积的心输出量为心指数。

12. 心动周期中，由于心肌收缩和舒张、瓣膜启闭、血流冲击心室壁和大动脉壁等因素引起的机械振动称为心音。

13. 心输出量随机体代谢需要而增加的能力称为心力储备。

14. 通过心肌细胞本身初长度的变化而引起心肌细胞收缩强度变化的调节方式称为异长自身调节。

15. 通过改变心肌收缩能力的心脏泵血功能调节，与心肌初长度改变无关，称为等长自身调节。

16. 血压指血管内流动的血液对单位面积血管壁的侧压力。

17. 当心脏突然停止跳动，血流暂停时，循环系统各处压力平衡，测得压力即为循环系统平均充盈压。

18. 一个心动周期中，每一瞬间动脉血压的平均值称为平均动脉压。平均动脉压=舒张压+1/3脉压。

19. 胸腔大静脉或右心房的压力称为中心静脉压。

20. 微动脉和微静脉之间的血液循环称为微循环。

21. 在中枢神经系统中，与调节心血管活动有关的神经细胞群称为心血管中枢。

三、填空题

1. 心房肌　心室肌

2. 房室交界结区 节律

3. 使心房、心室不产生同步兴奋与收缩

4. 复极化

5. 关闭 开放

6. 60～80ml（或70ml） 60～100（或75） 4.5～6L/min

7. 收缩 舒张

8. 层流 湍流

9. 100～120 60～80 100

10. 每搏输出量 舒张压

11. 毛细血管血压 组织液胶体渗透压 血浆胶体渗透压 组织液静水压

12. 去甲肾上腺素 β_1 正性变力 正性变时 正性变传导 减少

13. ACh M型胆碱能 减慢 减弱 减慢

14. 缩血管 舒血管

四、问答题

1. 心室肌细胞动作电位特点：复极过程复杂，持续时间长，上升支和下降支不对称。心室肌细胞动作电位按顺序分为5个时期，形成原理：0期，快速去极化期，Na^+内流；1期，快速复极初期，一过性K^+外流；2期，平台期，K^+外流和Ca^{2+}内流；3期，快速复极末期，K^+外流；4期，静息期，钠泵和钠–钙交换。

2. 慢反应细胞自律细胞（以窦房结为例）4期自动去极化参与离子流比较复杂，主要是一种外向离子流减弱和两种内向离子流增强而形成，包括K^+外流进行衰减、I_f通道介导的Na^+内流和T型钙通道介导的Ca^{2+}内流。快反应细胞（以浦肯野细胞为例），4期自动去极化主要是由I_f通道介导的随时间进展而增强的Na^+内流。

3. 窦房结细胞和心室肌细胞动作电位的区别：①0期去极化速度和幅度不一样，窦房结细胞0期去极化离子机制是Ca^{2+}内流，速度慢，幅度小，心室肌细胞是Na^+内流，速度快，幅度大；②复极过程不同，心室肌复极化分1、2、3、4期，窦房结只有3、4期；③电位值不同，心室肌细胞静息电位–90mV，阈电位–70mV，窦房结细胞最大舒张电位–70mV，阈电位–50mV；④心室肌细胞4期是静息期，而窦房结细胞4期是自动去极化期。

4. 如果心房肌或心室肌有效不应期之后，下一次窦房结传来的兴奋到达之前，受到了一次人工的额外刺激或异位起搏点发放冲动的作用，可产生一次期前兴奋，引起一次提前出现的收缩称期前收缩。期前兴奋也存在有效不应期，如果窦房结下传的兴奋正好落在期前兴奋的有效不应期内，不能引起心房肌或心室肌的兴奋和收缩，要等再次窦房结兴奋传来时才发生兴奋和收缩，故在期前收缩之后，伴一较长舒张期，称为代偿间歇。

5. 心脏特殊传导系统包括窦房结、房室交界、房室束、左右束支和浦肯野纤维，是心内兴奋传导的重要结构基础，具有起搏和传导兴奋的功能。

6. 浦肯野纤维直径粗，房室交界细胞直径很小，尤其是结区细胞；浦肯野细胞是快反应细胞，房室交界是慢反应细胞，0期去极化速度和幅度不同；上述原因导致浦肯野纤维传导兴奋速度较快，而房室交界细胞传导兴奋速度较慢。生理意义：浦肯野纤维传导速度快有利于两室同步收缩；房室交界结区传导速度慢保证心房与心室不产生同步收缩。

7. 自律性特点：上高下低，因此上位起搏点控制下位起搏点（通过抢先占领和超速驱动压抑两种方式控制）。兴奋性特点：有效不应期特别长，相当于机械收缩的收缩期和舒张期。传导性特点：传导兴奋构成功能性合胞体；不同部位传导速度不同，心房肌和心室肌内传导速度快，产生同步收缩，房室交界传导速度慢，形成房-室延搁。

8. 心肌收缩的特点：①同步收缩；②不发生完全强直收缩；③心肌收缩依赖细胞外液Ca^{2+}浓度。

9. 血压是指血管内流动的血液对单位面积血管壁的侧压力。动脉血压的形成原理：①足够的血量充盈于血管，是形成血压的前提；②心室射血作为动力推动血液流动；③外周阻力阻止血液过快的流失；④主动脉和大动脉的弹性可缓冲收缩压，维持舒张压，并将心脏射血的间断性转变为血管中血流的持续性。

10. 影响动脉血压的因素主要包括：①每搏输出量，每搏输出量增加，射入动脉的血量增多，收缩压升高，舒张压也升高。由于收缩压升高时血流加速，使舒张末期大动脉存留血量增加不多，所以，舒张压的升高不如收缩压。当每搏输出量降低时，结果相反。②心率，在一定范围内心率加快使心舒期缩短，在舒张期流向外周的血量减少，而存留的血量增多，故舒张压升高明显。心率减慢时，结果相反。③外周阻力，若心输出量不变而外周阻力增加时，阻止动脉血流向外周，使心舒期内存留血量增多，故舒张压升高大于收缩压升高。反之，外周阻力降低时，舒张压降低。④大动脉管壁的弹性，大动脉的弹性具有缓冲动脉血压的作用，使收缩压不致过高，并维持舒张压。当大动脉硬化时，弹性降低，缓冲能力减弱，故收缩压升高而舒张压降低，脉压增大。⑤循环血量与血管容积相适应，使血管有足够的血量充盈，是形成动脉血压的前提。在大失血时，循环血量减少，动脉血压下降。如循环血量不变，血管容积增加，心输出量减少，动脉血压下降。

11. 平卧时，身体各部血管的位置大多和心脏处于相同水平，压力基本相等。转为直立时，足部静脉压力升高，增高的程度相当于从足至心脏这段血液柱所产生的压力；高于心脏水平部位的血管内压力则降低。

12. 微循环是指微动脉与微静脉之间的血液循环，有3条通路：①直捷通路，血液从微动脉经后微动脉和通血毛细血管进入微静脉的通路，主要功能是促使血液迅速回流；②动-静脉短路，血液从微动脉直接经动-静脉吻合支进入微静脉的通路，具有体温调节作用；③迂回通路，血液从微动脉经后微动脉、毛细血管前括约肌进入真毛细血管网，最后汇入微静脉的通路，是血液与组织细胞进行物质交换的主要场所。

13. 组织液是血浆经毛细血管壁滤过到组织细胞间隙而形成的。其生成的动力为有效滤过压，有效滤过压=（毛细血管血压+组织液胶体渗透压）-（血浆胶体渗透压+组织液静水压）。正常情况下，动脉端有效滤过压为正值，因此组织液不断产生；静脉端有效滤过压为负值，一部分组织液经毛细血管静脉端返回毛细血管。此外还有一部分组织液经淋巴管回流入血液循环。

14. 颈动脉窦和主动脉弓压力感受性反射的特点：①压力感受器的适宜刺激是对动脉壁的快速搏动牵张；②压力感受器的敏感调节范围是60～180mmHg，100mmHg左右最敏感；③压力感受器对缓慢发生的血压变化不敏感；④压力感受性反射是一种负反馈调节机制，具有双向调节能力；⑤在维持脑和心脏等重要脏器的正常血液供应方面具有重要意义。

15. 交感神经兴奋时血压升高，主要通过如下途径实现：①心交感神经兴奋使心率加快，心肌收缩力加强，心输出量增多，血压升高；②交感缩血管神经兴奋使血管平滑肌收缩，外周阻力增大，血压升高；③交感神经兴奋使肾上腺髓质释放去甲肾上腺素和肾上腺素，作用于心脏和血管使血压升高；④交感神经兴奋激活肾素-血管紧张素系统，使血压升高。

16. 剧烈运动时，心输出量可急剧增加，并维持高水平。调节机制：①心交感神经兴奋，末梢释放去甲肾上腺素与心肌β_1受体结合，使心率加快，心肌收缩力增强，心输出量增加；②交感缩血管神经兴奋，末梢释放去甲肾上腺素，使容量血管收缩，回心血量增加；③肌肉节律性舒缩，挤压静脉血管，静脉回流量增多，心输出量增多；④呼吸运动增强，吸气时静脉回流血量增加；⑤交感-肾上腺髓质系统活动增加，释放肾上腺素和去甲肾上腺素，作用于心脏和血管，使心率增加，心肌收缩力加强，心输出量增加。

17. 去甲肾上腺素对α受体的作用强于β受体，对多数血管有明显的收缩效应，使外周阻力增加，但对心脏的效应不如肾上腺素。故临床上将去甲肾上腺素作为升压药。另外，在整体内，由于升压唤起降压反射，还可致心率减慢。肾上腺素对α、β受体激活作用类似，与去甲肾上腺素相比，对心肌作用较强，而对骨骼肌血管效应较弱，故肾上腺素主要用作强心药。此外，肾上腺素对组织代谢的增强效应也超过去甲肾上腺素。

18. 冠脉循环的血流特点：①途径短，血压较高，流速快，流量大；②心肌供血主要在心舒期；③动、静脉血的氧差大，当人体活动增强使耗氧量增加时，心肌摄取氧主要靠冠脉扩张解决。

第五章　呼　吸

机体与外界环境之间的气体交换过程称为呼吸。

呼吸过程的3个环节		主要内容
外呼吸	肺通气	肺与外界环境之间的气体交换
	肺换气	肺泡与肺毛细血管血液间的气体交换
气体在血液中的运输		氧和二氧化碳在血液中的运输
内呼吸		血液与组织细胞之间的气体交换过程，又称为组织换气

第一节　肺通气

1. 肺泡表面活性物质

来源	肺泡Ⅱ型细胞分泌
主要成分	二棕榈酰卵磷脂（DPPC，占60%）
作用	降低肺泡液-气界面的表面张力，减小肺泡的回缩力
分子特性	为双极性分子，以单分子层形式覆盖在肺泡液-气界面，其密度随肺泡涨缩而改变
生理意义	①维持肺泡容积的相对稳定；②防止肺水肿；③降低吸气阻力，减少吸气做功
临床意义	①成年人患肺炎、肺血栓等，肺泡表面活性物质减少，发生肺不张；②早产儿缺乏肺泡表面活性物质，出现新生儿呼吸窘迫综合征

2. 呼吸运动

呼吸肌节律性收缩、舒张引起的胸廓扩大和缩小过程称为呼吸运动，是肺通气的原动力。

呼吸运动的分类		概念	特点及说明
按呼吸深度分	平静呼吸	机体在安静状态下的自然呼吸，平稳缓和，正常人平静时呼吸方式	吸气是主动过程，呼气是被动过程
	用力呼吸	在活动增强、代谢加快时，呼吸运动加深加快	吸气和呼气均是主动过程
按动作部位分	胸式呼吸	以肋间肌舒缩、胸部起伏为主的呼吸运动	女性妊娠、腹水、腹腔巨大肿瘤时的主要呼吸方式
	腹式呼吸	由膈肌舒缩、腹部起伏为主的呼吸运动	小儿、成人胸膜炎、胸腔积液时的主要呼吸方式
	混合式呼吸	一般成年人，腹式和胸式混合式呼吸多见	

3. 肺内压

肺内压是指肺泡内的压力，肺通过呼吸道与外界相通，在呼吸暂停、呼吸道通畅时，肺内压与大气压相等。

呼吸形式	吸气	呼气
平静呼吸	膈肌和肋间外肌收缩 ↓ 胸腔和肺的容积扩大 ↓ 肺内压低于大气压 ↓ 空气进入肺泡（主动）	膈肌和肋间外肌舒张 ↓ 胸腔和肺的容积缩小 ↓ 肺内压高于大气压 ↓ 空气流出肺泡（被动）
用力呼吸	参与的吸气肌更多（主动）	肋间内肌、腹壁肌也收缩（主动）

注：肺内压与外界环境压力差是肺通气的直接动力。

4. 胸膜腔内压

胸膜腔是由覆于肺表面的脏层胸膜和衬于胸廓内壁的壁层胸膜紧密相贴而形成的一种密闭潜在的腔隙，腔内仅有少量浆液。胸膜腔内的压力称为胸膜腔内压。

	胸膜腔负压
定义	平静呼吸过程中，胸膜腔内压低于大气压，称为胸膜腔负压
机制	胸膜腔负压实际上是加于胸膜腔表面的压力间接形成，来自两个方面：①肺内压使肺泡扩张；②肺组织弹性回缩力，使肺泡回缩。因此，胸膜腔内压=肺内压–肺回缩力；在吸气末和呼气末，肺内压等于大气压，若将大气压作为0，则胸膜腔内压=–肺回缩力
生理意义	①维持肺的扩张状态，利于肺通气和肺换气；②促进静脉血液和淋巴液的回流
临床意义	胸膜腔密闭性遭破坏，形成气胸，两层胸膜彼此分开，肺将因回缩力而塌陷，影响呼吸、循环功能，严重时可危及生命

5. 肺通气阻力

呼吸时，呼吸运动所产生的动力必须克服肺通气的阻力才能实现肺的通气功能。

	弹性阻力		非弹性阻力
概念	外力作用于弹性物体使之变形时所遇到的阻力，与顺应性互为倒数		弹性阻力以外的阻力
比例	平静呼吸时的主要阻力，占总阻力的70%		占总阻力的30%，其中气道阻力占非弹性阻力80%～90%
阻力类型	静态阻力，在气流停止的静止状态下仍存在		动态阻力，只在呼吸动态过程中表现出来
阻力来源	肺的弹性阻力 表面张力（2/3）+肺弹性回缩力（1/3）	胸廓的弹性阻力	气道阻力、惯性阻力和黏滞阻力
特点	吸气阻力，呼气动力	可能是吸气或呼气阻力；也可能是动力	临床发生肺通气功能障碍常见原因
影响因素	肺泡表面张力；肺泡壁弹性纤维的弹性回缩力	肥胖、胸廓畸形、胸膜增厚和腹内占位病变，弹性阻力增大	气道阻力受气道口径、气流形式和气流速度的影响

6. 肺容积和肺容量

肺容积指4种互不重叠的呼吸气量，全部相加等于肺总量；肺容量是肺容积中两项或两项以上的联合气量。

		概念	正常范围	意义
肺容积	潮气量（TV）	平静呼吸时，每次吸入或呼出的气量	400～600 ml	反映肺的一次通气量
	补吸气量（IRV）	平静吸气末，再尽力吸入的气量	1500～2000 ml	反映吸气储备能力
	补呼气量（ERV）	平静呼气末，再尽力呼出的气量	900～1200 ml	反映呼气储备能力
	残气量（RV）	最大呼气末存留于肺内不能再呼出的气量	1000～1500 ml	缓冲吸入气体
肺容量	深吸气量（IC）	平静呼气末做最大吸气时所能吸入的气量	补吸气量与潮气量之和	衡量最大通气潜力的指标
	功能残气量（FRC）	平静呼气末肺内存留的气量	补呼气量和残气量之和	对每次呼吸时肺泡内氧分压和二氧化碳分压变化起缓冲作用
	肺活量（VC）	在最大吸气后再尽力呼气所能呼出的气量，为潮气量、补吸气量和补呼气量三者之和	男性约3500 ml 女性约2500 ml	反映一次呼吸的最大通气量
	用力呼气量（时间肺活量，FEV）	一次最大吸气后尽力尽快呼气，分别测量第1s、第2s、第3s末呼出的气量占用力肺活量的百分数（$FEV_1\%$、$FEV_2\%$、$FEV_3\%$）	$FEV_1\%$：约83% $FEV_2\%$：约96% $FEV_3\%$：约99%	动态指标，反映肺活量的大小和呼吸所遇阻力变化，是评价肺通气功能的较好指标
	肺总容量（TLC）	肺所容纳的最大气量，相当于肺活量和残气量之和	男性约5000 ml 女性约3500 ml	

7. 每分通气量

通气量	概念	正常值范围
每分通气量	每分钟呼出或吸入肺的气体量，每分通气量=潮气量×呼吸频率	成人在平静呼吸时每分通气量约为6～9 L/min
最大随意通气量	人体以最大的呼吸深度和呼吸速度每分钟所达到的通气量，是评价肺通气功能的良好指标	正常成人可达70～120 L/min

8. 肺泡通气量

由于无效腔的存在，从气体交换的角度考虑，真正有效的通气量是肺泡通气量。

无效腔	概念	容量
解剖无效腔	从上呼吸道至终末细支气管之间的呼吸道，其腔内的气体不参与气体交换，称为解剖无效腔	约150 ml
肺泡无效腔	进入肺泡的气体因血液在肺内分布不均匀而未能进行气体交换的部分称为肺泡无效腔	正常人接近于0；肺动脉栓塞时增大

注：解剖无效腔和肺泡无效腔合称为生理无效腔。

肺泡通气量是指每分钟进入肺泡进行气体交换的气体量，肺泡通气量=（潮气量－无效腔气量）×呼吸频率，从气体交换的效率看，在一定范围内，深而慢的呼吸比浅而快的呼吸效率高。

第二节　呼吸气体的交换

1. 气体交换的原理

呼吸气体交换过程是指肺泡与血液之间、血液与组织细胞之间O_2和CO_2的交换过程，均以单纯扩散方式完成，膜两侧各气体的分压差是气体扩散的动力，气体由高分压向低分压方向扩散。

单位时间内的气体扩散容积称气体扩散速率，与气体分压差、扩散系数（溶解度与气体分子质量的平方根之比）、扩散面积、温度成正比；与扩散距离成反比。

2. 肺泡气体交换的过程

肺换气是指肺泡与流经肺泡毛细血管的混合静脉血间的气体交换。肺泡气中的O_2顺分压差由肺泡向血液扩散；混合静脉血的CO_2则由血液扩散进入肺泡。流经毛细血管的静脉血，不断从肺泡气中获得O_2并释放出CO_2成为动脉血。

3. 影响肺泡气体交换的因素

影响因素		分析
呼吸膜的面积		与气体扩散速率成正比
呼吸膜的厚度		与气体扩散速率成反比
通气/血流比值	>0.84	换气效率↓（生理无效腔增大）
	=0.84	换气效率最佳
	<0.84	换气效率↓（增加了功能性动-静脉短路）
肺的通气量		通气量↑→肺泡气体更新率↑→气体分压差↑→促进肺换气
其他		气体分压差、扩散系数、温度与肺换气成正比

注：通气/血流比值（$\dot{V}_A/\dot{Q}$）：是指每分钟肺泡通气量（$\dot{V}_A$）与每分肺血流量（$\dot{Q}$）的比值。

4. 组织气体交换的过程

组织换气是指细胞通过组织液与毛细血管血液间的气体交换。当动脉血流经组织毛细血管时，O_2顺分压差由血液向组织扩散；CO_2则由组织向血液扩散。动脉血因失去O_2和CO_2而变成静脉血。

第三节　气体在血液中的运输

1. 氧的运输形式

血液运输的O_2主要与血红蛋白（Hb）以化学结合形式存在于红细胞内，而物理溶解的量极少。

	概念
Hb氧容量	每100 ml血液中Hb能结合O_2的最大量
Hb氧含量	每100 ml血液中Hb实际结合O_2的量
Hb氧饱和度	Hb氧含量占Hb氧容量的百分比

注：血浆中溶解的O_2较少，可忽略不计。因此，Hb氧容量、Hb氧含量、Hb氧饱和度可以视为血氧容量、血氧含量、血氧饱和度。

Hb和O_2的结合特征：①反应快、可逆、受O_2分压的影响；②1分子Hb可以结合4分子O_2；③HbO_2是氧合而不是氧化。当皮肤浅表毛细血管中去氧血红蛋白含量达50g/L时，皮肤或黏膜出现青紫色，称为发绀。发绀一般是缺O_2的标志，但缺氧并不一定表现发绀，如严重贫血和CO中毒的患者。

2. 氧解离曲线

	氧解离曲线
概念	Hb氧饱和度与氧分压之间的关系曲线
横坐标	氧分压
纵坐标	Hb氧饱和度
曲线特点	曲线呈S形，与Hb的变构效应有关；有饱和点
影响因素	pH↓、PCO_2↑、2,3–DPG↑、温度↑，曲线右移，促进O_2释放，可增加O_2的利用 pH↑、PCO_2↓、2,3–DPG↓、温度↓，曲线左移，促进O_2的结合，可减少O_2的利用

注：2,3–DPG为2,3–二磷酸甘油酸。

3. 二氧化碳的运输形式

从组织进入血液的CO_2是以物理溶解和化学结合两种形式运输的，其化学结合形式主要有碳酸氢盐和氨基甲酰血红蛋白两种，碳酸氢盐为主要形式。

第四节　呼吸运动的调节

1. 呼吸中枢

呼吸中枢是指在中枢神经系统内产生呼吸节律和调节呼吸运动的神经细胞群。

部位	呼吸中枢	相应部位	作用
脊髓	控制呼吸肌的最终通路	脊髓第3~5颈段（支配膈肌）和胸段（支配肋间肌和腹肌）的前角运动神经元	联系上位脑与呼吸肌的中继站；整合某些呼吸反射的初级中枢
延髓	呼吸基本中枢	背侧呼吸组，腹侧呼吸组	产生呼吸运动的基本节律；前包钦格复合体是呼吸节律起源的关键部位
脑桥	呼吸调整中枢	脑桥前部PBKF核群	限制吸气，促使向呼气转换，防止吸气过长过深
大脑皮层	随意调节系统	大脑皮层运动区	通过皮质脊髓束和皮质脑干束控制呼吸运动神经元的活动

2. 化学感受性呼吸反射

血液中化学成分的改变，可刺激化学感受器，引起呼吸活动的变化。

（1）外周化学感受器和中枢化学感受器比较

	外周化学感受器	中枢化学感受器
部位	颈动脉体和主动脉体	延髓腹外侧浅表部位
适宜刺激	血液中$PCO_2\uparrow$、$PO_2\downarrow$和H^+浓度$\uparrow$	中枢化学感受器局部的H^+浓度变化
对低O_2的敏感性	较敏感，感受的是PO_2，不是O_2含量	不敏感
对CO_2的敏感性	较敏感	敏感（CO_2通过血-脑脊液屏障，解离出H^+刺激中枢化学感受器兴奋）

（2）化学因素对呼吸运动的影响

化学因素	影响结果	作用途径	特点
CO_2	吸入气中CO_2浓度升高引起呼吸运动加深加快	①刺激中枢化学感受器，引起延髓呼吸中枢兴奋；②刺激外周化学感受器，使延髓呼吸中枢兴奋	PCO_2是调节呼吸最重要的生理性刺激；以兴奋中枢化学感受器为主要途径
低O_2	动脉血PO_2降低时，反射性地引起呼吸加深加快	通过外周化学感受器实现	低O_2对外周化学感受器的刺激不容易出现适应现象；低氧对呼吸中枢的直接作用是抑制
H^+浓度	动脉血中H^+浓度升高时，呼吸加深加快	兴奋外周化学感受器实现，特别是颈动脉体	血液中H^+不易通过血–脑脊液屏障，限制了对中枢化学感受器的作用

3. 肺牵张反射

由肺扩张或肺缩小引起的吸气抑制或兴奋的反射称为肺牵张反射，包括肺扩张反射与肺萎陷反射。

	肺扩张反射	肺萎陷反射
概念	肺扩张时抑制吸气的反射	肺缩小引起吸气兴奋的反射
感受器	位于气道平滑肌中的牵张感受器，阈值低，属于慢适应感受器	位于气道平滑肌中，阈值高
适宜刺激	肺扩张	肺缩小
传入神经	迷走神经	迷走神经
反射结果	兴奋吸气切断机制，促进吸气向呼气转变；加速吸气和呼气的交替，使呼吸频率增加	兴奋吸气神经元，促进呼气向吸气转变
生理意义	平静呼吸时不参与调节，潮气量达到800 ml以上时，可阻止过度吸气	平静呼吸时不参与调节，肺明显缩小时，可阻止过度呼气

考前必刷题

一、选择题

[A型题]

1. 使呼吸道管径变小的因素是
   - A. 肾上腺素 β 受体阻断剂
   - B. 肾上腺素 α 受体阻断剂
   - C. M受体阻断剂
   - D. 交感神经兴奋
   - E. 吸气过程

2. 有关肺泡表面活性物质生理作用的叙述，正确的是
   - A. 增加肺泡表面张力
   - B. 降低肺的顺应性
   - C. 防止肺水肿
   - D. 增强肺的回缩力
   - E. 胸膜腔负压绝对值增大

3. 患儿，男，孕30周顺产，出生后4小时出现青紫，并呈进行性加重。查体：面色青紫，呼吸急促，吸气时出现三凹征，呼气时呻吟，双肺呼吸音低。初步诊断为新生儿呼吸窘迫综合征。该病的主要病因是
   - A. 病毒感染
   - B. 宫内缺氧
   - C. 细菌感染
   - D. 羊水吸入
   - E. 缺乏肺泡表面活性物质

4. 关于用力呼吸的描述，不正确的是
   - A. 吸气时有辅助吸气肌参加活动
   - B. 呼气和吸气都是主动的
   - C. 呼气时有胸锁乳突肌参加收缩
   - D. 用力呼吸使潮气量加大
   - E. 用力呼吸时，肺内压变动程度增大

5. 下列时相中，肺内压等于大气压的是
   - A. 吸气和呼气初
   - B. 吸气末和呼气初
   - C. 呼气初和呼气末
   - D. 呼气末和吸气初
   - E. 呼气末和吸气末

6. 人工呼吸的原理是人为地造成
   - A. 肺内压与胸膜腔内压的压力差
   - B. 肺内压与大气压的压力差
   - C. 腹内压与大气压的压力差
   - D. 胸膜腔内压与大气压的压力差
   - E. 肺内压与腹内压的压力差

7. 维持胸内负压的必要条件是
   - A. 呼吸道存在一定阻力
   - B. 胸膜腔密闭
   - C. 呼气肌收缩
   - D. 吸气肌收缩
   - E. 肺内压低于大气压

8. 生理条件下，胸膜腔内压的特点是
   - A. 胸膜腔内压低于大气压，即呈负压
   - B. 胸膜腔负压随周期性呼吸运动变化
   - C. 胸膜腔负压来自肺的弹性回缩
   - D. 胸膜腔负压形成的前提条件是胸膜腔的密闭性
   - E. 以上都对

9. 对健康人来说，肺的弹性回缩力见于
   - A. 吸气初
   - B. 呼气初
   - C. 呼气末
   - D. 吸气末
   - E. 以上都存在

10. 关于肺通气阻力的描述，不正确的是
    - A. 肺通气阻力来自弹性和非弹性阻力
    - B. 弹性阻力来自肺组织和胸廓
    - C. 非弹性阻力来自呼吸道气流的摩擦
    - D. 同样压力下，弹性阻力大则表示顺应性亦大
    - E. 肺的顺应性过小或过大，对呼吸均不利

11. 下列可反映肺在外力作用下的可扩张性的是
    A. 黏滞阻力　　　　B. 气道阻力
    C. 肺扩散容量　　　D. 肺顺应性
    E. 惯性阻力

12. 男，65岁，有45年吸烟史，主诉气促，尤其呼气困难。门诊诊断为肺气肿。该患者的肺部出现了
    A. 功能残气量减少
    B. 肺顺应性增加
    C. 胸廓顺应性降低
    D. 残气量减少
    E. 肺泡表面活性物质减少

13. 气道阻力增加时，下列叙述正确的是
    A. 肺活量和用力呼气量都不变
    B. 肺活量和用力呼气量都必然增加
    C. 肺活量和用力呼气量都必然减少
    D. 肺活量必然减少，用力呼气量可能正常
    E. 肺活量可能正常，用力呼气量必然减少

14. 对肺泡气分压变化起缓冲作用的肺容量是
    A. 补吸气量　　　　B. 补呼气量
    C. 深吸气量　　　　D. 残气量
    E. 功能残气量

15. 造成呼出气中CO_2含量低于肺泡气的原因是
    A. 潮气量
    B. 无效腔中的新鲜空气
    C. 肺泡气中的新鲜空气
    D. 补吸气中的新鲜空气
    E. 残气量中的新鲜空气

16. 某人的解剖无效腔容量为150ml，正常平静呼吸时潮气量为500ml，呼吸频率每分钟12次。现患肺炎，呼吸变浅、加速，若潮气量减半，呼吸频率加倍，其肺泡通气量应为
    A. 1.2 L/min　　　B. 1.6 L/min
    C. 2.0 L/min　　　D. 2.4 L/min
    E. 3.6 L/min

17. 肺泡与周围毛细血管血液气体交换的动力是
    A. 气体的溶解度
    B. 气体的分压差
    C. 气体的分子量大小
    D. 肺泡膜的通透性
    E. 通气/血流比值

18. 与气体扩散速率成反比关系的是
    A. 气体分压差
    B. 气体扩散距离
    C. 气体扩散面积
    D. 气体溶解度
    E. 温度

19. 肺换气是指
    A. 外呼吸
    B. 机体与外界环境的气体交换
    C. 肺与外界环境的气体交换
    D. 血液与组织细胞之间的气体交换
    E. 肺泡与肺毛细血管之间的气体交换

20. 设某人的肺通气量为7500ml/min，呼吸频率为20次/分，无效腔容量为125ml，每分心输出量为5L，其通气/血流比值是
    A. 0.7　　　　　　B. 0.8
    C. 0.9　　　　　　D. 1.0
    E. 1.1

21. 体内PCO_2最高的部位是
    A. 组织液　　　　　B. 细胞内液
    C. 静脉血液　　　　D. 动脉血液
    E. 外周毛细血管血液

22. 有关发绀的叙述中，不正确的是
    A. 血液中去氧血红蛋白量达50g/L
       以上时，可出现发绀
    B. CO中毒时不出现发绀
    C. 贫血时一定出现发绀
    D. 高原性红细胞增多症可出现发绀
    E. 发绀常出现于甲床和口唇

23. CO_2在血液中运输的主要形式是
    A. 物理溶解
    B. 形成碳酸氢盐
    C. 形成氨基甲酰血红蛋白
    D. 和水结合成碳酸
    E. 与血浆蛋白结合运输

24. 在麻醉兔的实验中，下列操作可使
    兔的呼吸停止的是
    A. 切断两侧迷走神经
    B. 切断一侧交感神经
    C. 在中脑和脑桥之间横断
    D. 在脑桥上、中部横断
    E. 在延髓和脊髓之间横断

25. 下列可使动脉血PCO_2降低的是
    A. 贫血   B. CO中毒
    C. 中等程度运动   D. 氰化物中毒
    E. 过度通气后

26. 生理情况下，血液中调节呼吸的最
    重要因素是
    A. CO_2 B. H^+
    C. O_2 D. OH^-
    E. $NaHCO_3$

27. 贫血患者Hb浓度降低，但一般并不
    出现呼吸加强，是因为
    A. 颈动脉体血流量代偿性增加
    B. 动脉血Hb氧饱和度正常
    C. 动脉血氧含量正常
    D. 动脉血PO_2正常
    E. 颈动脉体化学感受器发生适应

28. 有关肺牵张反射的叙述，不正确的是
    A. 是由肺扩张或缩小引起的反射
    B. 又称黑–伯反射
    C. 脏层胸膜存在牵张感受器
    D. 包括肺扩张反射与肺萎陷反射
    E. 在平静呼吸时不起重要作用

29. 人平静呼吸时，肺扩张反射不参与
    呼吸调节。在肺充血、肺水肿等病
    理情况下，由于肺顺应性降低，使
    肺牵张感受器发放冲动增加而引起
    该反射，使得
    A. 肺通气量增加
    B. 气体交换增多
    C. 肺泡无效腔减少
    D. 呼吸变浅、变快
    E. 呼吸加深、变慢

[B型题]
    A. 胸膜腔负压增大，跨壁压变大，
       呼吸道管径扩大
    B. 胸膜腔负压减小，跨壁压变小，
       呼吸道管径变小
    C. 胸膜腔负压增大，跨壁压变小，
       呼吸道管径扩大
    D. 胸膜腔负压减小，跨壁压变小，
       呼吸道管径扩大
    E. 胸膜腔负压增大，跨壁压变小，
       呼吸道管径变小

1. 吸气时
2. 呼气时
    A. 胸廓弹性作用消失，肺弹性回缩
       力消失
    B. 胸廓弹性不变，肺弹性回缩力消失
    C. 胸廓弹性扩张，肺弹性回缩力向内
    D. 胸廓弹性回缩，肺弹性回缩力向内
    E. 胸廓不表现弹性回缩力，肺弹性
       回缩力向内

3. 胸廓处于自然位置时

4. 胸廓容量大于其自然位置时

5. 开放性气胸时

　　A. 肺内压　　　　　B. 胸膜腔内压

　　C. 跨肺压　　　　　D. 跨壁压

　　E. 气体分压

6. 肺泡内的压力称为

7. 肺内压与胸膜腔内压之差称为

　　A. 血红蛋白结合O_2的最大量

　　B. PO_2

　　C. PCO_2

　　D. 血红蛋白实际结合O_2的量

　　E. 氧含量占氧容量的百分比

8. 血氧含量通常是指

9. 血氧容量通常是指

　　A. 潮气量

　　B. 肺活量

　　C. 用力呼气量

　　D. 通气/血流比值

　　E. 肺扩散容量

10. 测定肺换气效率的较好指标是

11. 测定肺通气功能的较好指标是

　　A. 含量与分压几乎呈线性关系，有饱和点

　　B. 含量与分压几乎呈线性关系，没有饱和点

　　C. 含量与分压成S型关系，有饱和点

　　D. 含量与分压成S型关系，没有饱和点

　　E. 含量与分压没有关系

12. 二氧化碳解离曲线的特点是

13. 氧解离曲线的特点是

[X型题]

1. 肺的顺应性减小可见于

　　A. 肺充血

　　B. 肺表面活性物质减少

　　C. 肺纤维化

　　D. 肺气肿

　　E. 胸膜增厚

2. 肺通气的非弹性阻力

　　A. 包括气道阻力和惯性阻力

　　B. 属于动态阻力，只有呼吸动态过程表现出来

　　C. 气道阻力受气流形式、气流速度和气道管径等因素影响

　　D. 平静呼吸过程中占50%

　　E. 以惯性阻力为主

3. 关于肺容积和肺容量的描述，正确的是

　　A. 健康成人男性肺总容量约为5L

　　B. 肺总容量包括肺活量和残气量

　　C. 肺活量包括潮气量、补吸气量和补呼气量

　　D. 残气量等于功能残气量减去补呼气量

　　E. 功能残气量等于残气量减去补呼气量

4. 适当深而慢的呼吸可使

　　A. 气体更新率降低

　　B. 肺泡通气量增加

　　C. 肺通气量增加

　　D. 气体更新率增加

　　E. 肺泡通气量减少

5. 关于通气/血流比值（$\dot{V}_A/\dot{Q}$）的描述，正确的是

　　A. 临床常以$\dot{V}_A/\dot{Q}$为0.84作为肺换气效率的正常值

　　B. $\dot{V}_A/\dot{Q}$增大意味生理无效腔增大

　　C. $\dot{V}_A/\dot{Q}$降低意味着发生功能性动–静脉短路

　　D. $\dot{V}_A/\dot{Q}$增大可见于肺底部

　　E. $\dot{V}_A/\dot{Q}$降低可见于肺尖部

6. 一氧化碳中毒时主要影响动脉血的

　　A. 氧含量　　　　　B. 氧饱和度

C．携氧能力　　　　D．PO_2

E．氧容量

7．外周化学感受器的有效刺激是

A．PCO_2升高　　　B．PO_2下降

C．H^+浓度升高　　D．PN_2升高

E．PCO升高

8．CO_2对呼吸的调节是通过

A．直接刺激呼吸中枢

B．刺激外周化学感受器

C．加强肺牵张反射

D．刺激中枢化学感受器

E．抑制中枢化学感受器

9．缺氧对呼吸的影响

A．主要是通过外周化学感受器刺激呼吸

B．对呼吸中枢的直接作用表现为抑制效应

C．对正常人的呼吸调节不起重要作用

D．当动脉血PO_2降低到80mmHg以下时，才使呼吸加强

E．当动脉血PO_2降低到40mmHg以下时，才使呼吸加强

10．关于肺牵张感受器的描述，正确的是

A．其感受器位于气管至细支气管的平滑肌中

B．对平静呼吸的频率和深度的调节起重要作用

C．病理情况下，肺顺应性降低，可通过该反射引起呼吸变浅变快

D．切断双侧迷走神经的动物，可破

坏此反射过程

E．其传入神经为迷走神经

二、名词解释

1．呼吸

2．呼吸运动

3．用力呼气量

4．肺泡通气量

5．生理无效腔

三、填空题

1．呼吸的整个过程包括_____、_____和_____三个相互衔接而又同时进行的环节。

2．呼吸膜的结构自内向外，其顺序是：含表面活性物质的液体层、_____、_____、_____、_____和毛细血管内皮。

3．肺通气的直接动力是_____，原始动力是_____，原始动力转化成直接动力的关键是_____。

4．在一次最大吸气后作尽力呼气时所能呼出的气量称为_____。

5．以最快速度、最大幅度进行呼吸时测得的每分通气量称为_____。

四、问答题

1．简述在呼吸过程中，肺内压有何变化？

2．为什么在一定范围内深而慢的呼吸比浅而快的呼吸更有效？

3．切断动物双侧迷走神经后，呼吸频率会发生什么变化？为什么？

参考答案与解析

一、选择题

[A型题]

1．A。解析：交感神经兴奋、肾上腺素和去甲肾上腺素作用于β_2受体、吸气时气道半径均增大；副交感神经兴奋、ACh作用于M受体、呼气时气道半径均减小。β_2

受体和M受体阻断剂的作用与受体激动效应相反。

2. C。**解析**：肺泡表面活性物质可以降低表面张力，从而维持肺泡容积、防止肺水肿、减少吸气阻力。表面张力也是肺弹性阻力的主要部分，外力撤销后弹性阻力即为肺的回缩力，故肺泡表面活性物质降低肺的弹性阻力，降低肺的回缩力和增加肺的顺应性。胸膜腔内压=-肺回缩力，因此胸膜腔负压绝对值减小。

3. E。**解析**：新生儿呼吸窘迫综合征的主要病因是缺乏肺泡表面活性物质，发生肺不张，吸气阻力增加，吸气困难出现三凹征。

4. C。**解析**：用力呼吸时，吸气肌和呼气肌主动收缩而发生吸气和呼气过程，并有辅助吸气肌（如胸锁乳突肌）参与，肺内压变化更大，呼气时胸锁乳突肌并不收缩。

5. E。**解析**：在呼吸暂停、呼吸道通畅时，肺内压与大气压相等。在呼气末和吸气末时，呼气和吸气相互转化过程中可出现呼吸暂停，肺内压与大气压相等。

6. B。**解析**：肺通气的直接动力是肺内压和大气压之差，推送气体进出肺泡。人工呼吸也是造成这个压差，产生人工通气。

7. B。**解析**：维持胸膜腔内负压的必要条件是胸膜腔密闭。气胸时密闭性破坏，则胸膜腔负压消失。

8. E。**解析**：胸内负压低于大气压，胸膜腔密闭是产生胸膜腔内压的前提条件，胸膜腔内压=-肺回缩力，可随呼吸呈周期性变化。

9. E。**解析**：出生后健康状态下肺泡呈扩张状态，始终存在弹性回缩力。

10. D。**解析**：肺通气阻力包括弹性阻力和非弹性阻力，弹性阻力来自肺组织和胸廓，非弹性阻力中的气道阻力主要来自气体经过呼吸道时分子间和气流与管壁的摩擦。弹性阻力与顺应性呈反比。顺应性过小或过大，则弹性阻力过大或过小，对呼吸均不利。

11. D。**解析**：顺应性是指在外力作用下弹性组织的可扩张性，容易扩张者，顺应性大，弹性阻力小；不易扩张者，顺应性小，弹性阻力大。

12. B。**解析**：肺气肿肺泡过度扩张，残气量和功能残气量都增加；弹力纤维被破坏，弹性回缩力减小，肺弹性阻力减小，顺应性增加。单纯肺气肿的情况下，与表面活性物质和胸廓顺应性无关。

13. E。**解析**：气道阻力增加，呼气时气道半径减小，气道阻力进一步增加，则呼气困难，呼气时间延长。吸气时气道半径增大，可降低气道阻力，使吸气容易发生，因为不限制呼气时间所以肺活量可以正常，但用力呼气量必然减少。

14. E。**解析**：功能残气量代表吸气肌松弛状态下的肺容量，对每次呼吸时肺泡内PO_2和PCO_2起缓冲作用。

15. B。**解析**：根据解剖无效腔的含义，在气道内的气体成分和大气中的相同，二氧化碳的含量较低。肺泡内气体要和流经的静脉血中的气体发生交换，二氧化碳含量较高，在呼气过程中，肺泡内气体和气道内气体混合，使呼出气体的二氧化碳含量较肺泡内低。

16. D。**解析：**肺泡通气量=（潮气量-无效腔气量）×呼吸频率，计算得肺泡通气量为2.4L/min。

17. B。**解析：**肺泡与血液之间进行气体交换是通过气体扩散进行的，气体分压差是气体扩散的动力。

18. B。**解析：**气体扩散速率与气体分压差、气体扩散面积、气体溶解度和温度成正比，和气体扩散距离成反比。

19. E。**解析：**肺换气是指肺泡与肺毛细血管之间的气体交换。

20. D。**解析：**通气/血流比值为每分肺泡通气量和肺血流量比值，肺泡通气量=（潮气量-无效腔气量）×呼吸频率，以肺通气量和呼吸频率计算潮气量，经计算得肺泡通气量为5L/min，肺血流量等于心输出量，所以通气/血流比值为1.0。

21. B。**解析：**组织细胞代谢消耗O_2产生CO_2，所以细胞内液PCO_2最高。

22. C。**解析：**出现发绀时，皮肤浅表毛细血管中去氧血红蛋白含量要达到50g/L，发绀一般是缺O_2的标志，但缺氧并不一定表现发绀，如严重贫血（去氧血红蛋白含量达不到50g/L）和CO中毒（CO结合血红蛋白呈樱桃红色）的患者。高原性红细胞增多症由于红细胞数增加而且同时存在高原缺氧其去氧血红蛋白含量可达到50g/L，也可出现发绀。

23. B。**解析：**CO_2是以物理溶解和化学结合两种形式运输，其化学结合形式主要有碳酸氢盐和氨基甲酰血红蛋白两种，碳酸氢盐为主要形式（约占88%）。

24. E。**解析：**呼吸基本中枢位于延髓，中脑、脑桥的损伤并不会造成呼吸停止。迷走神经及交感神经不支配呼吸肌，它们的损伤也不会使呼吸停止。延髓和脊髓之间离断，失去了基本中枢的作用，则呼吸停止。

25. E。**解析：**贫血、CO中毒、中等程度运动、氰化物中毒情况下，可出现缺氧；过度通气后，排出过多二氧化碳，动脉血PCO_2降低。

26. A。**解析：**CO_2是调节呼吸最重要的生理性刺激。

27. D。**解析：**贫血，红细胞、血红蛋白减少主要影响化学结合的氧含量，不影响物理溶解部分，血液中PO_2正常，对外周化学感受器没有兴奋作用，一般不表现出呼吸加强。

28. C。**解析：**肺牵张反射是由肺扩张或缩小引起，感受器位于气管至细支气管平滑肌层，而不是脏层胸膜，包括肺扩张反射与肺萎陷反射，又称黑-伯反射。只有潮气量大于800ml时才引起，所以平静呼吸时不起作用。

29. D。**解析：**肺扩张反射的主要作用是兴奋吸气切断机制，促进吸气向呼气转变；加速吸气和呼气的交替，使呼吸频率增加，呼吸变浅变快。

[B型题]

1. A 2. B。**解析：**吸气时，胸廓扩张，气道扩张，呼吸道管径增大，肺泡扩张，肺回缩力增大，胸膜腔负压增大，跨壁压（大气压与胸膜腔内压之差）变大；呼气时，胸廓缩小，气道收缩，呼吸道管径变小，肺泡回缩，肺回缩力减小，胸膜腔负压减小，跨壁压变小。

3. E　4. D　5. A。**解析**：正常人，肺弹性回缩力始终向内。胸廓处于自然位置时，无变形，不表现弹性阻力。胸廓容量大于其自然位置时，胸廓被牵引向外扩张，胸廓向内弹性回缩。开放性气胸时，胸廓处于自然位置时，无变形，不表现弹性阻力；气胸时肺不张，肺泡回缩实变，肺弹性回缩力消失。

6. A　7. C。**解析**：肺内压即肺泡内压力；肺内压与胸膜腔内压之差即跨肺压。

8. D　9. A。**解析**：因血浆中溶解的氧气较少，可忽略不计，血红蛋白氧含量（每100ml血中，血红蛋白结合O_2的实际量）可被视为血氧含量；血红蛋白氧容量（每100ml血中，血红蛋白结合O_2的最大量）可被视为血氧容量。

10. D　11. C。**解析**：通气/血流比值可以评价气体交换效率；用力呼气量可反映呼吸时所遇阻力的变化，是评价肺通气功能的良好指标。

12. B　13. C。**解析**：二氧化碳解离曲线反映血液中PCO_2与CO_2含量之间的关系，两者基本呈直线关系，无饱和；氧解离曲线呈S形，与Hb的变构效应有关，有饱和点。

[X型题]

1. ABC。**解析**：肺充血、肺纤维化使弹性阻力增加，肺顺应性减小；肺表面活性物质减少，表面张力增大，弹性阻力增加，肺顺应性减小。肺气肿时弹性纤维被破坏，弹性阻力减小，顺应性增大。胸膜增厚使胸廓顺应性降低，不直接影响肺的顺应性。

2. ABC。**解析**：肺的非弹性阻力包括气道阻力、惯性阻力和黏滞阻力，属于动态阻力，只有呼吸动态过程表现出来，平静呼吸时，气流速度缓慢，非弹性阻力很小。非弹性阻力以气道阻力为主，受气流形式、气流速度和气道管径等因素影响。

3. ABCD。**解析**：肺总量是肺内容纳气体的总量，包括肺活量和残气量。健康成年男性肺总量约5L。肺活量包括潮气量、补吸气量和补呼气量；残气量是最大呼气末肺内存留气量，功能残气量是平静呼气末肺内存留气量，残气量等于功能残气量减去补呼气量。

4. BD。**解析**：通过肺泡通气量和肺通气量的计算发现，深而慢的呼吸可使肺泡通气量增加，从而提高气体交换效率。

5. ABC。**解析**：临床常以$\dot{V}_A/\dot{Q}=0.84$作为肺换气效率的正常值，$\dot{V}_A/\dot{Q}$增大意味生理无效腔增大，常见于肺尖部；$\dot{V}_A/\dot{Q}$降低意味着发生功能性动-静脉短路，常见于肺底部。

6. ABC。**解析**：一氧化碳中毒时血红蛋白结合氧气减少，携氧能力降低、氧含量减小、氧饱和度降低。由于不影响物理溶解的氧气，故PO_2正常。氧容量为血红蛋白所能结合氧的最大量，此值不变。

7. ABC。**解析：**外周化学感受器的适宜刺激是血液中PCO_2升高、PO_2降低和H^+浓度升高。

8. BD。**解析：**CO_2不是直接作用于呼吸中枢，而是兴奋中枢化学感受器（主要途径）和外周化学感受器。CO_2兴奋中枢化学感受器的机制是解离出H^+而发挥刺激作用。

9. ABCD。**解析：**缺氧主要是通过外周化学感受器刺激呼吸，对呼吸中枢的直接作用表现为抑制效应。对正常人而言，CO_2是调节呼吸最重要的生理性刺激。当动脉血PO_2降低到80mmHg以下时，对外周化学感受器兴奋作用大于对中枢的抑制，使呼吸加强。而当动脉血PO_2降低到40mmHg以下时，对中枢的抑制作用更强，使呼吸受到抑制。

10. ACDE。**解析：**肺牵张反射的感受器位于气管至细支气管的平滑肌中，其传入神经为迷走神经，切断双侧迷走神经，可破坏此反射过程。当潮气量大于800ml时发挥作用，对平静呼吸不起重要作用。病理情况下，肺顺应性降低，可通过该反射引起呼吸变浅变快。

二、名词解释

1. 机体与外界环境之间的气体交换过程称为呼吸。

2. 呼吸运动是指呼吸肌的节律性舒缩引起的胸廓扩大和缩小的运动。

3. 最大吸气后以最快的速度呼出气体，测量第1、2、3s末呼出的气量，并计算其所占用力肺活量的百分数，称为用力呼气量。

4. 每分钟进入肺泡或由肺泡呼出的气体量称为肺泡通气量，肺泡通气量=（潮气量－无效腔气量）×呼吸频率。

5. 肺泡无效腔加上解剖无效腔合称为生理无效腔。

三、填空题

1. 外呼吸　气体在血液中的运输　内呼吸

2. 肺泡上皮　肺泡上皮基膜层　间隙　毛细血管基膜

3. 肺内压和大气压差　呼吸运动　胸内负压

4. 肺活量

5. 最大通气量

四、问答题

1. 在呼吸运动过程中，肺内压呈现周期性变化。当吸气肌收缩时，胸廓扩大，肺也随之扩张，肺内压下降，低于大气压时，则空气进入肺，称为吸气；反之，胸廓缩小，肺也随之缩小，肺内压升高，高于大气压时，肺内气体顺此压差排出体外，称为呼气。但当吸气末和呼气末时，肺内压力和大气压相等，则无通气。

2. 对于肺换气而言，只有进入肺泡内的气体才能进行气体交换，自鼻腔至终末细支气管内仅是气体的通道，无气体交换功能，称为无效腔。因为深而慢的呼吸可使潮气量增加而呼吸频率减慢，使肺泡通气量增加，故从气体交换的角度来看，在一定范围内深而慢的呼吸较浅而快的呼吸使肺泡气体更新率提高，是更为有效的呼吸。

3. 切断动物双侧迷走神经后，吸气延长，加深，呼吸深慢。原因是肺牵张反射弧被破坏，无法激活吸气切断机制，吸气向呼气转化障碍，表现为长吸气。

第六章　消化和吸收

第一节　概述

1. 消化与吸收的概念

消化是指食物在消化道内被分解为可被吸收的小分子物质的过程。消化有两种方式，即机械性消化和化学性消化。

吸收是指食物消化后的小分子物质，以及维生素、无机盐和水由消化道黏膜进入血液和淋巴的过程。

2. 消化道平滑肌的一般生理特性

消化道平滑肌具有肌肉组织的共同特性，如兴奋性、传导性和收缩性等，亦有其自身的特点：①兴奋性较低，收缩舒张过程缓慢，且变异较大；②具有一定的自律性，频率较慢且不规则；③经常保持微弱的持续收缩状态，即紧张性收缩；④富有伸展性；⑤对机械牵张、化学和温度刺激敏感，对电、烧灼、切割等刺激不敏感。

3. 消化道的神经支配及其作用

神经类型		神经递质	分布	作用
外来神经系统	副交感神经	乙酰胆碱	腺细胞、上皮细胞和平滑肌细胞	胃肠运动加强，腺体分泌增加
	交感神经	去甲肾上腺素	内在神经系统神经元、消化道平滑肌、血管平滑肌、消化道腺细胞	消化道运动减弱，腺体分泌减少
内在神经系统	肌间神经丛	乙酰胆碱、P物质	平滑肌细胞	兴奋
		血管活性肠肽、NO		抑制
	黏膜下神经丛	乙酰胆碱	腺细胞和上皮细胞	兴奋
		血管活性肠肽		抑制

4. 胃肠激素的概念及作用

	胃肠激素
概念	分布于消化道管壁的内分泌细胞分泌的激素，统称为胃肠激素
作用	①调节消化腺的分泌和消化道的运动；②营养作用，即一些胃肠激素能促进消化道黏膜的代谢和生长；③调节其他激素的释放

5. 脑–肠肽的概念

在消化道和中枢神经系统中同时存在的激素称为脑－肠肽，如促胃液素、缩胆囊素、P物质、血管活性肠肽等。

第二节　消化道各段的消化功能

1. 唾液的成分和作用

	唾液
来源	3对大唾液腺（腮腺、颌下腺和舌下腺）和散在的小唾液腺
性质	无色无味，近乎中性、低渗黏稠
分泌量	每日分泌量1~1.5L
成分	水分约占99%，无机物主要有Na^+、K^+、Cl^-、HCO_3^-等，有机物主要有黏蛋白、唾液淀粉酶、溶菌酶和免疫球蛋白等
作用	①湿润和溶解食物，引起味觉，利于吞咽；②唾液淀粉酶将食物中的淀粉分解为麦芽糖；③清洁和保护口腔卫生；④溶菌酶和免疫球蛋白可杀灭细菌和病毒

2. 胃液的成分和作用

成分	来源	作用
盐酸	壁细胞	①激活胃蛋白酶原使之变成有活性的胃蛋白酶；②为胃蛋白酶提供适宜pH；③促进食物中蛋白质变性易于消化；④抑菌和杀菌作用；⑤进入小肠可促进胰液、胆汁和小肠液的分泌；⑥酸性环境有助于小肠对钙和铁的吸收
胃蛋白酶原	主细胞	在盐酸作用下，被激活为胃蛋白酶，可水解食物中蛋白质，形成䏡和胨、少量多肽和氨基酸

续表

成分	来源	作用
黏液	贲门腺和幽门腺细胞、颈黏液细胞、胃黏膜上皮细胞	①良好润滑性，利于食糜在胃内运动；②保护胃黏膜免受粗硬食物摩擦损伤；③降低胃液酸度，减弱胃蛋白酶活性；④较高的黏滞性，减慢胃腔中H^+向胃壁扩散的速度
胃的屏障		①胃黏液屏障：避免H^+对胃黏膜的直接侵蚀作用，防止胃蛋白酶对胃黏膜的消化作用；②胃黏膜屏障：防止H^+由胃腔向胃黏膜逆向扩散，阻止Na^+从黏膜向胃腔扩散，合成某些物质以增强胃黏膜抵御有害因子侵袭的能力
内因子	壁细胞	保护维生素B_{12}并促进其吸收

3. 消化期的胃液分泌

正常人空腹时胃液分泌量很少，称基础胃液分泌；进食后分泌量大增，称消化期胃液分泌。根据食物刺激部位，将消化期胃液分泌分为头期、胃期和肠期。

分期	调节方式		机制	分泌特点
头期	神经调节（为主）	非条件反射	食物刺激口腔、咽等的化学和机械感受器→迷走神经传出，胃腺分泌	①潜伏期短，持续时间长；②分泌量大，酸度和酶的含量高，消化力强；③分泌反应强弱与情绪、食欲关系密切
		条件反射	与食物相关的形象、气味、声音等刺激视、听、嗅感受器→迷走神经传出，胃腺分泌	
	体液调节	促胃液素	迷走神经兴奋→释放促胃液素释放肽→刺激胃腺分泌	
胃期	神经调节	迷走-迷走神经（长反射），内在神经丛（短反射）	食物机械扩张刺激胃底和胃体感受器→胃腺分泌	①持续时间长；②分泌量大，酸度高，酶含量较头期低，消化力较头期弱
	体液调节	促胃液素	食物机械扩张刺激胃窦G细胞→分泌促胃液素→促进胃腺分泌 蛋白质消化产物刺激胃窦G细胞→分泌促胃液素→促进胃腺分泌	

续表

分期	调节方式		机制	分泌特点
肠期	体液调节	促胃液素，肠泌酸素	食糜对肠壁的机械扩张和化学刺激引起	分泌量少，酸度和酶含量均低

4. 影响胃酸分泌的主要内源性物质

影响因素	来源	作用	阻断剂
乙酰胆碱	迷走神经末梢释放；部分内在神经末梢释放	直接作用于壁细胞，促进胃酸分泌	阿托品
促胃液素	G细胞	经血液循环作用于壁细胞，促进胃酸分泌	丙谷胺
组胺	肠嗜铬样（ECL）细胞	旁分泌作用于壁细胞H_2受体，促进胃酸分泌	西米替丁
生长抑素	D细胞	直接抑制壁细胞胃酸分泌；抑制促胃液素和组胺的分泌释放间接抑制胃酸分泌	

5. 抑制胃液分泌的胃肠道因素

影响因素	作用机制
盐酸	胃窦pH≤2.0时，胃内HCl通过如下途径抑制盐酸分泌：①直接抑制壁细胞；②抑制促胃液素释放；③促进生长抑素释放 十二指肠的酸化（pH≤2.5），通过如下途径抑制胃酸分泌：①迷走–迷走反射；②局部神经丛反射；③刺激十二指肠球部释放促胰液素和球抑胃素
脂肪	刺激肠抑胃素释放，经血液循环作用于胃腺抑制胃液分泌
高张溶液	刺激小肠内渗透压感受器，通过如下途径抑制胃液分泌：①肠–胃反射；②刺激肠抑胃素释放

6. 胃运动的主要形式

分类	含义	意义
容受性舒张	咀嚼和吞咽食物时，食物刺激口、咽、食道等处的感受器，反射性引起胃底和胃体平滑肌舒张	使胃容量增加而胃内压变化不大，完成容纳和贮存食物的功能

续表

分类	含义	意义
紧张性收缩	胃壁平滑肌经常处于微弱的持续收缩状态	维持胃的形状和位置,保持一定胃内压,有助于胃内消化
蠕动	起始于胃的中部,向幽门方向推进	研磨食物,并与胃液充分混合;将食糜逐步推入十二指肠

7. 胃排空及其控制

胃内食糜进入十二指肠的过程称为胃排空。胃排空受胃内和十二指肠内两方面因素的控制,胃内因素可促进排空,十二指肠内因素可抑制排空。

控制因素	调节及机制
胃内因素	①食物对胃的扩张刺激可通过迷走–迷走反射和内在神经丛的局部反射促进胃的蠕动,加速胃排空;②食物的扩张刺激和某些化学成分,可引起促胃液素的释放,加强胃运动
十二指肠内因素	①食糜的充胀作用以及酸、脂肪、渗透压等刺激十二指肠壁上的机械和化学感受器,通过肠–胃反射抑制胃运动;②酸和脂肪还可刺激小肠黏膜释放促胰液素、抑胃肽等抑制胃运动

胃排空是间断进行的,食物进入十二指肠后,启动抑制胃排空的因素,使胃排空暂停。随着胃酸被中和,食糜被消化和吸收并推至小肠远端,十二指肠对胃排空的抑制逐渐消失,胃的运动又逐渐加强,再推送少量食糜进入十二指肠。如此反复进行的协调活动,使胃内食糜的排空速度能很好地适应小肠内的消化和吸收速度。

8. 胰液的成分和作用

成分	作用
碳酸氢盐	中和胃酸,并提供弱碱性pH环境
胰淀粉酶	水解淀粉、糖原和大部分其他碳水化合物为双糖(麦芽糖)和少量单糖
胰脂肪酶	在辅酯酶帮助下将脂肪分解为脂肪酸、单酰甘油和甘油
胆固醇酯酶和磷脂酶A_2	分别水解胆固醇酯和磷脂
胰蛋白酶原和糜蛋白酶原	胰蛋白酶和糜蛋白酶能将蛋白质水解为胨、胨和多肽,当两种酶同时作用时,产物为小分子多肽和氨基酸

续表

成分	作用
羧基肽酶	水解多肽成为氨基酸
核糖核酸酶和脱氧核糖核酸酶	分别水解相应的核酸为单核苷酸

注：胰液是最重要的消化液。

9. 胰液分泌的神经和体液调节

调节因素	刺激物	特点
迷走神经	食物的性状、气味及食物对口腔、胃和小肠的刺激可通过神经反射引起胰液分泌，经迷走神经传出，可直接作用于胰腺，也可通过促胃液素引起胰液分泌	水和碳酸氢盐含量少，酶的含量丰富
促胰液素	盐酸、蛋白质消化产物、脂肪酸刺激小肠黏膜S细胞分泌	作用于导管细胞，使其分泌大量的水和碳酸氢盐，而酶含量较低
缩胆囊素	蛋白质消化产物、脂肪酸、盐酸等刺激小肠黏膜I细胞分泌	作用于腺泡细胞，水和碳酸氢盐较少，酶含量高，消化力强

注：非消化期，胰液分泌很少，进食后胰液分泌增加。

10. 胆汁的成分和作用

胆汁是由肝细胞分泌的，味苦有色，无机物成分为Na^+、K^+、Cl^-和HCO_3^-等，有机物主要是胆盐、胆色素、胆固醇和卵磷脂。

成分	作用
胆色素	血红蛋白的分解产物，胆色素的种类和浓度决定胆汁的颜色
胆固醇	肝脏脂肪代谢的产物，是胆汁酸的前身
卵磷脂	胆固醇的有效溶剂，使胆固醇呈溶解状态
胆盐	结合胆汁酸的钠盐。①乳化脂肪：降低脂肪的表面张力，使脂肪乳化成微滴，增加胰脂肪酶作用的面积；②促进脂肪和脂溶性维生素的吸收：聚合形成微胶粒，脂肪酸、单酰甘油和脂溶性维生素等可渗入微胶粒中，形成水溶性复合物，促进其吸收；③利胆作用：胆盐由肝细胞分泌排入小肠后，90%以上由回肠末端吸收入血，经门静脉回肝脏，称为胆盐的肠肝循环。返回肝脏的胆盐，可直接刺激肝细胞分泌胆汁，也可作为合成胆汁的原材料

11. 胆汁分泌和排出的调节

调节因素		作用及特点
神经调节	迷走神经	进食动作或食物对胃和小肠的刺激可反射性引起肝胆汁分泌少量增多，胆囊收缩轻度加强，经迷走神经传出，可直接作用于肝细胞和胆囊，也可通过促胃液素间接引起胆汁分泌和胆囊收缩；神经调节对胆汁分泌和排出作用较弱
体液调节	胆盐	刺激肝细胞分泌肝胆汁；利胆作用最强
	促胰液素	作用于胆管系统，引起胆汁中水和碳酸氢盐的分泌量增加，胆盐分泌并不增加
	促胃液素	直接促进肝分泌胆汁和胆囊收缩；通过刺激胃酸分泌，促进促胰液素释放间接发挥作用
	缩胆囊素	收缩胆囊、舒张肝胰壶腹括约肌，促进胆囊胆汁排放

注：食物进入胃肠道是促进胆汁分泌和排出的自然刺激物，高蛋白食物刺激性最强，其次为高脂肪或混合食物，糖类食物的作用最弱。

12. 小肠液的成分和主要作用

成分	主要作用
黏液	润滑作用，保护肠黏膜免受胃酸侵蚀
IgA	免受有害抗原物质的侵害
溶菌酶	溶解肠壁内的细菌
肠激酶	激活胰蛋白酶原成为胰蛋白酶，促进蛋白质消化
消化酶	肽酶、蔗糖酶、麦芽糖酶、乳糖酶、肠酯酶使各食物成分进一步水解
水和无机盐	稀释消化产物，降低渗透压，有利于消化和吸收；弱碱性环境为多种消化酶提供适宜pH

13. 小肠运动的形式

分类	特点	意义
紧张性收缩	小肠平滑肌保持持续、微弱的收缩状态	①保持其基本形状；②进行其他形式运动的基础；③有利于小肠内容物的混合和运送

续表

分类	特点	意义
分节运动	小肠环行肌节律性收缩和舒张运动	①使食糜与消化液充分混合，有利于化学消化；②延长食糜在小肠内的停留时间，增加食糜与肠黏膜的接触面积，促进吸收；③挤压肠壁促进血液和淋巴回流，有助吸收
蠕动	小肠纵行肌和环行肌由上而下依次发生的推进性收缩运动	推进食糜，使经过分节运动作用过的食糜到达一个新的肠段再进行分节运动

14. 排便反射

当粪便进入直肠时，刺激直肠壁内机械感受器，冲动经盆神经和腹下神经传至脊髓腰骶段初级排便中枢，并上传至大脑皮层的高级排便中枢引起便意。如果条件许可，传出冲动经盆神经引起降结肠、乙状结肠和直肠收缩，肛门内括约肌舒张；同时阴部神经传出冲动减少，肛门外括约肌舒张，粪便被排出体外。

第三节　肝脏的生理功能

肝脏的主要功能

功能	特点及意义
分泌胆汁	肝细胞不断生成胆汁酸和分泌胆汁，促进脂肪消化吸收
物质代谢	几乎所有营养物质的代谢都需要肝脏参与，如糖原合成和储存、糖异生、蛋白质合成、脱氨基和转氨基、凝血因子合成、脂类代谢和脂肪运输
解毒	①排泄胆红素；②解毒，包括化学作用、分泌作用、蓄积作用、吞噬作用等方式
激素代谢	许多激素生物转化、灭活或排泄，如雌激素、雄激素、甲状腺激素、胰岛素、肾上腺皮质激素等

第四节　吸收

1. 吸收的部位

消化道不同部位，吸收的物质及能力并不相同，主要取决于该部分消化道的组织结构以及食物在此处消化的程度和停留时间。

吸收部位	吸收物质
口腔和食管	食物基本不能被吸收，某些药物（如硝酸甘油）可被口腔黏膜吸收
胃	吸收能力很弱，仅能吸收乙醇、少量水分和某些药物（如阿司匹林）
小肠	营养物质吸收的主要部位，糖类、蛋白质和脂肪的消化产物，大部分在十二指肠和空肠内被吸收，回肠主动吸收胆盐和维生素
大肠	主要吸收水分和无机盐，缓慢吸收某些药物

小肠之所以是最重要的吸收器官，是因为：①食物已被消化为适合于吸收的小分子物质；②小肠黏膜的皱褶、绒毛和微绒毛使其具有巨大的吸收面积；③结构特殊有利于吸收，小肠绒毛伸缩起着泵的作用，促进食糜与小肠黏膜接触，并能加速血液和淋巴流动，促进吸收；④食物在小肠内停留时间较长。

2. 无机盐的吸收

小肠对不同盐类的吸收率不同，各种无机盐吸收的难易程度不同。单价碱性盐类如钠、钾、铵盐的吸收很快，其中NaCl吸收最快；多价碱性盐类如镁、钙盐则吸收较慢，其中$MgSO_4$吸收最慢（$MgSO_4$可用作泻药）。凡与钙结合形成沉淀的盐如硫酸钙、磷酸钙均不能被吸收。

无机盐	吸收部位	吸收机制	吸收特点
钠	小肠	主动转运：由Na^+泵逆电化学梯度将其转运至细胞外液	与葡萄糖、氨基酸的吸收耦联在一起，以继发性主动转运方式吸收
钙	小肠	主动转运：由肠黏膜细胞微绒毛上钙结合蛋白参与	小部分被吸收，且只有水溶状态的钙才能吸收；维生素D和脂肪酸可促进其吸收
铁	小肠上部	被动吸收：还原成二价铁，和细胞内去铁蛋白结合形成铁蛋白，缓慢向血液中释放	吸收量少（摄入量的5%）；胃酸和维生素C可促进吸收
负离子（Cl^-和HCO_3^-）	小肠	被动吸收：Na^+被吸收所造成的电位变化促进负离子向细胞内移动	

3．糖、蛋白质和脂肪的吸收

	吸收部位	吸收形式	途径	吸收机制
糖	十二指肠和空肠	单糖（葡萄糖80%，半乳糖和果糖各10%）	血液	半乳糖和葡萄糖：与Na^+相耦联的主动过程，属继发性主动转运；果糖：被动转运
蛋白质	十二指肠和空肠较快，回肠较慢	氨基酸、二肽和三肽	血液	与Na^+相耦联的主动过程，属继发性主动转运
脂肪	小肠各段	甘油	血液	同单糖一起
		中、短链脂肪酸	血液	被动转运
		长链脂肪酸、单酰甘油和胆固醇	淋巴液	和胆盐混合成微胶粒进入肠上皮细胞，重新合成三酰甘油，与载脂蛋白合成乳糜微粒，进入淋巴管，经胸导管入血

📋 考前必刷题

一、选择题

[A型题]

1. 下列对消化道平滑肌生理特性的描述，不正确的是
  A．兴奋性低，收缩缓慢
  B．富有伸展性
  C．具有紧张性收缩
  D．具有快而规则的自动节律性
  E．对化学、温度、牵拉刺激敏感

2. 将离体小肠置于适宜的环境中，仍然可以进行节律性的收缩运动，表明小肠平滑肌
  A．传导性好　　　B．有自律性
  C．伸展性好　　　D．收缩性强
  E．兴奋性高

3. 刺激副交感神经可引起
  A．胃肠运动增强，腺体分泌抑制
  B．胃肠运动及腺体分泌均抑制
  C．胃肠运动抑制，腺体分泌增强
  D．胃肠运动及腺体分泌均增强
  E．胃肠运动和腺体分泌无变化

4. 关于胃肠激素的描述，不正确的是
  A．由散在的胃肠内分泌细胞分泌
  B．部分胃肠激素有营养作用
  C．均为肽类激素
  D．可影响消化道的运动和消化液分泌
  E．仅存在于胃肠道

5. 唾液的成分除了大量的水分和无机盐外，还包括
  A．唾液淀粉酶　　　B．黏蛋白
  C．溶菌酶　　　　　D．免疫球蛋白
  E．以上都是

6. 下列不属于唾液生理作用的是
  A．部分消化淀粉

B．部分消化蛋白质

C．湿润与溶解食物

D．清洁和保护口腔

E．杀灭食物中细菌

7．刺激支配唾液腺的副交感神经，唾液腺分泌

A．大量稀薄唾液

B．少量稀薄唾液

C．少量黏稠唾液

D．大量黏稠唾液

E．量不变

8．下列对胃酸作用的描述，不正确的是

A．激活胃蛋白酶原

B．促进铁的吸收

C．杀菌

D．使食物中蛋白质变性，易于分解

E．促进维生素B_{12}的吸收

9．下列对胃蛋白酶的叙述，不正确的是

A．由主细胞合成和分泌胃蛋白酶原

B．pH升至5即失去活性

C．最适pH为2～3.5

D．主要水解蛋白质为氨基酸

E．由胃蛋白酶原在盐酸的作用下激活而成

10．胃大部切除患者出现严重贫血的主要原因是

A．盐酸减少　　　B．黏液减少

C．胃蛋白酶原减少　D．内因子减少

E．黏蛋白减少

11．关于头期胃液分泌的叙述，正确的是

A．只有非条件反射

B．与情绪、食欲无关

C．酸度高，消化能力弱

D．以神经调节为主

E．酸度低，消化能力弱

12．下列不能引起促胃液素分泌增多的因素是

A．刺激迷走神经

B．扩张刺激胃窦

C．肉汤灌注幽门部黏膜

D．盐酸灌注幽门部黏膜

E．食物刺激小肠上端黏膜

13．关于胃排空的叙述，下列不正确的是

A．胃的蠕动是胃排空的动力

B．混合性食物在进餐后4～6小时完全排空

C．液体食物排空速度快于固体食物

D．糖类和脂肪类食物排空最快，蛋白质最慢

E．迷走神经兴奋促进胃排空

14．引起胃容受性舒张反射的传出神经是

A．交感神经　　　B．迷走神经

C．黏膜下神经丛　D．膈神经

E．肌间神经丛

15．使糜蛋白酶原活化的物质是

A．糜蛋白酶自身　B．胰蛋白酶

C．肠激酶　　　　D．盐酸

E．HCO_3^-

16．激活胃蛋白酶原的主要物质是

A．盐酸　　　　　B．肠激酶

C．内因子　　　　D．HCO_3^-

E．胰蛋白酶

17．缩胆囊素促进胰液分泌的特点是

A．水、HCO_3^-较少，酶较少

B．水、HCO_3^-和酶丰富

C．水少、HCO_3^-多

D．水、HCO_3^-较多，酶较少

E．水、HCO_3^-较少，酶丰富

18．胆汁中与食物消化功能有关的主要

成分是

A. 胆色素 　　　　B. 胆盐

C. 胆固醇 　　　　D. 脂肪酸

E. 卵磷脂

19. 关于胆盐肠-肝循环的描述，下列不正确的是

A. 胆盐在回肠末段重吸收

B. 胆盐经门静脉回到肝脏

C. 胆盐可被肝脏重新分泌出来

D. 每次进餐后可循环2～3次

E. 每次循环将损失30%以上的胆盐

20. 胆盐协助消化食物的酶是

A. 胰蛋白酶 　　　B. 肠激酶

C. 糜蛋白酶 　　　D. 胰脂肪酶

E. 胰淀粉酶

21. 胆囊造影时，为检查胆囊收缩功能，让受试者进食油煎荷包蛋目的是促进

A. 胆盐的合成

B. 胆固醇的合成

C. 迷走神经的兴奋

D. 缩胆囊素的分泌

E. 胃泌素的分泌

22. 大肠内细菌可利用肠内物质合成

A. 维生素A 　　　B. 维生素D

C. 维生素E 　　　D. 维生素K

E. 维生素C

23. 排便反射的初级中枢位于

A. 脊髓腰骶段 　　B. 脊髓胸段

C. 延髓 　　　　　D. 脑桥

E. 大脑皮层

24. 在胃可被吸收的物质是

A. 维生素 　　　　B. 水和酒精

C. 无机盐 　　　　D. 葡萄糖

E. 氨基酸

25. 氨基酸和葡萄糖在小肠的吸收机制是

A. 渗透和滤过

B. 原发性主动转运

C. 入胞作用

D. 继发性主动转运

E. 易化扩散

[B型题]

A. 主细胞 　　　　B. 壁细胞

C. D细胞 　　　　D. 黏液颈细胞

E. G细胞

1. 分泌胃蛋白酶原的是

2. 分泌内因子的是

3. 分泌胃酸的是

A. 胃液的酸度很高，而酶含量较低

B. 胃液的量和酸度都很高，酶含量高

C. 胃液的酸度低，而酶含量较高

D. 胃液的量和酸度都低，酶含量低

E. 胃液的酸度很高，而分泌量较低

4. 胃期胃液分泌的特点是

5. 头期胃液分泌的特点是

6. 肠期胃液分泌的特点是

A. 蠕动 　　　　　B. 集团蠕动

C. 分节运动 　　　D. 容受性舒张

E. 袋状往返运动

7. 胃特有的运动形式是

8. 小肠特有的运动形式是

9. 消化道平滑肌共有的运动形式是

A. 胃 　　　　　　B. 回肠

C. 空肠 　　　　　D. 结肠

E. 十二指肠

10. 酒精的吸收部位是

11. 胆盐的吸收部位是

12. 维生素B_{12}的吸收部位是

[X型题]

1. 以下激素中属于脑-肠肽的有

A. 胰岛素 　　　　B. 促胃液素

C. 缩胆囊素 　　　D. 甲状腺素

　　E. 生长抑素

2. 刺激交感神经，胃肠道不会出现
　　A. 胃平滑肌收缩
　　B. 肠道平滑肌收缩
　　C. 胰液分泌增加
　　D. 胃液分泌增加
　　E. 胃肠道括约肌收缩

3. 关于胃黏液–碳酸氢盐屏障的叙述，正确的有
　　A. 由黏液及HCO_3^-组成
　　B. 防止胃酸对胃黏膜的侵蚀
　　C. 激活胃蛋白酶原
　　D. 有中和H^+的作用
　　E. 防止胃黏膜的机械损伤

4. 内因子的作用有
　　A. 促进维生素B_{12}合成
　　B. 促进维生素B_{12}分泌
　　C. 促进维生素B_{12}吸收
　　D. 在胃中与维生素B_{12}结合成复合物
　　E. 保护维生素B_{12}不被水解酶破坏

5. 促进胃酸分泌的内源性物质为
　　A. 去甲肾上腺素　　B. ACh
　　C. 组胺　　　　　　D. 生长抑素
　　E. 促胃液素

6. 抑制胃酸分泌的内源性物质有
　　A. 生长抑素　　　　B. 前列腺素
　　C. 组胺　　　　　　D. ACh
　　E. 肠抑胃素

7. 胃运动的形式主要为
　　A. 紧张性收缩　　　B. 容受性舒张
　　C. 蠕动　　　　　　D. 分节运动
　　E. 集团蠕动

8. 激活胰蛋白酶原的物质有
　　A. 肠激酶　　　　　B. 糜蛋白酶
　　C. 盐酸　　　　　　D. 胰蛋白酶
　　E. 组织液

9. 小肠运动的形式有
　　A. 容受性舒张　　　B. 蠕动
　　C. 分节运动　　　　D. 集团蠕动
　　E. 紧张性收缩

10. 小肠分节运动的作用是
　　A. 使食糜与消化液充分混合
　　B. 增加食糜与肠黏膜的接触机会
　　C. 促进肠壁内血液和淋巴液的回流
　　D. 促进食糜较快的向前推进
　　E. 促进小肠分泌消化液

11. 促胰酶素的作用有
　　A. 抑制胰酶的分泌
　　B. 促进胆囊的收缩
　　C. 抑制胃液的分泌
　　D. 促进胰酶的分泌
　　E. 抑制小肠运动

12. 关于促胰液素的释放，正确的有
　　A. 是由小肠上部S细胞产生的
　　B. 主要作用于胰腺的腺泡细胞
　　C. 在HCl的刺激下，分泌量明显增加
　　D. 主要是促进胰酶分泌增加
　　E. 主要是促进胰液中水和碳酸氢盐分泌增加明显

13. 关于胰液分泌调节，正确的是
　　A. 食物是兴奋胰液分泌的自然因素
　　B. 在非消化期，胰液基本上不分泌
　　C. 胰液分泌受神经与体液因素双重控制
　　D. 迷走神经兴奋，促胰液素分泌增多
　　E. 体液因素主要是促胰液素和缩胆囊素

14. 大肠在消化吸收中的主要生理功能是
　　A. 贮存食物残渣
　　B. 吸收水分和无机盐
　　C. 形成粪便

D. 分泌大肠液，保护肠黏膜

E. 吸收主要营养物质

15. 肝脏的主要功能有

A. 分泌胆汁

B. 参与物质代谢

C. 排泄胆红素

D. 解毒

E. 参与雌激素、雄激素、甲状腺激素等的转化和灭活

二、名词解释

1. 消化

2. 吸收

3. 基本电节律

4. 脑–肠肽

5. 黏液–碳酸氢盐屏障

6. 容受性舒张

7. 胆盐的肠肝循环

8. 分节运动

三、问答题

1. 简述唾液的生理作用。

2. 什么是胃肠激素，其有哪些生理作用？

3. 试述胃液的主要成分及其生理作用。

4. 何谓胃排空？胃排空是如何进行调节的？

5. 为什么说胰液是所有消化液中消化食物最全面，消化力最强的一种消化液？试述胰液的成分及各成分的作用。

6. 简述胰液分泌的体液调节。

7. 简述胆汁的主要成分和生理作用。

8. 营养食物主要在消化道哪个部分被吸收？为什么？

9. 治疗腹泻时，在口服NaCl时为何需加入葡萄糖？

参考答案与解析

一、选择题

[A型题]

1. D。**解析：** 消化道平滑肌兴奋性低，收缩缓慢，富有伸展性，具有紧张性收缩，具有慢而不规则的自动节律性，对化学、温度、牵拉刺激敏感。

2. B。**解析：** 离体小肠平滑肌置于适宜环境中，仍然能进行节律性收缩活动是其自律性的体现。

3. D。**解析：** 支配消化道的副交感神经对消化道的效应是兴奋性的，即刺激副交感神经，胃肠运动增强，腺体分泌增强。

4. E。**解析：** 胃肠激素是由分布于消化道的内分泌细胞分泌的肽类激素，其主要作用为：调节消化道的运动和消化腺的分泌；营养作用，即促进消化道黏膜的代谢和生长；调节其他激素的释放。有些胃肠激素在消化道和中枢神经系统中同时存在，称为脑–肠肽。

5. E。**解析：** 唾液中有机物成分有黏蛋白、唾液淀粉酶、溶菌酶和免疫球蛋白等。

6. B。**解析：** 唾液里只含有唾液淀粉酶，能将淀粉分解为麦芽糖，不含有分解蛋

白质的酶。

7. A。**解析:** 副交感神经兴奋,能引起大量稀薄唾液分泌;交感神经兴奋,能引起少量黏稠唾液分泌。

8. E。**解析:** 胃酸的主要生理作用:激活胃蛋白酶原;为胃蛋白酶提供适宜pH;促进食物中蛋白质变性,使之易于消化;抑菌和杀菌作用;进入小肠后,可促进促胰液素、缩胆囊素等的释放,从而促进胰液、胆汁和小肠液的分泌;酸性环境有助于铁和钙的吸收。促进维生素B_{12}吸收是内因子的功能。

9. D。**解析:** 胃蛋白酶原主要由主细胞分泌,在胃酸或已有活性的胃蛋白酶作用下,被激活成有活性的胃蛋白酶。胃蛋白酶的最适pH为2~3.5,当pH大于5.0时即发生不可逆的变性而失去活性。它能水解食物中的蛋白质,形成胨和胨、少量的多肽及氨基酸。

10. D。**解析:** 壁细胞分泌的内因子具有保护维生素B_{12}并促进其吸收的作用。维生素B_{12}可促进体内叶酸的利用,叶酸可促进红细胞生成过程中DNA的合成。当胃大部切除时,可因壁细胞减少而致内因子分泌减少,导致红细胞发育障碍而引起巨幼细胞贫血。

11. D。**解析:** 头期胃液分泌既有神经调节,又有体液调节,以神经调节为主。神经调节既有条件反射,也有非条件反射。头期胃液分泌的特点是:潜伏期短,持续时间长;胃液分泌量大,酸度及胃蛋白酶原含量均很高;分泌反应的强弱与情绪、食欲有很大关系。

12. D。**解析:** 迷走神经兴奋、食物扩张刺激胃幽门部、蛋白质消化产物均可直接刺激胃窦G细胞分泌促胃液素;食物刺激小肠上端黏膜可促进十二指肠黏膜释放促胃液素。盐酸不影响促胃液素释放。

13. D。**解析:** 胃的蠕动是胃排空的动力,迷走神经兴奋可促进胃的蠕动从而促进胃排空。胃的排空速度与食物的性质、量以及胃运动情况有密切关系。一般来说,液体食物排空速度快于固体食物,糖类需要2小时以上,蛋白质较慢,脂肪更慢。混合食物排空时间约需4~6小时。

14. B。**解析:** 当咀嚼和吞咽食物时,食物刺激口腔、咽、食管等处感受器,反射性引起胃底和胃体平滑肌的舒张,称为容受性舒张。胃容受性舒张由迷走-迷走反射中迷走神经的抑制性传出纤维完成。

15. B。**解析:** 糜蛋白酶原经胰蛋白酶激活为具有活性的糜蛋白酶。

16. A。**解析:** 激活胃蛋白酶原的主要物质为盐酸和已被激活的胃蛋白酶。肠激酶和胰蛋白酶是激活胰蛋白酶原的主要物质。

17. E。**解析:** 缩胆囊素又称促胰酶素,可直接作用于胰腺腺泡细胞上的受体引起胰液分泌。该胰液的特点:水、HCO_3^-较少,酶含量高,较黏稠,消化力强。

18. B。**解析:** 胆汁中不含消化酶,与消化功能有关的主要成分是胆盐,可促进脂类的消化吸收。

19. **E**。**解析**：胆盐由肝细胞分泌，排入十二指肠后，大部分由回肠重吸收入血，经门静脉再回到肝脏，这称为胆盐的肠-肝循环。每次进餐后可循环2～3次，每次循环约损失5%左右的胆盐。通过肠-肝循环而被重吸收后的胆盐，可直接刺激肝细胞，具有很强的促进胆汁合成和分泌作用。

20. **D**。**解析**：胆盐可降低脂肪的表面张力，使脂肪乳化成微滴，分散于水溶液中，增加了胰脂肪酶作用的面积，有助于其对食物的消化。

21. **D**。**解析**：油煎荷包蛋的蛋白质及脂肪含量均高，可促进缩胆囊素分泌。缩胆囊素具有强烈收缩胆囊的功能。

22. **D**。**解析**：大肠内细菌可以利用肠内物质合成B族维生素和维生素K。

23. **A**。**解析**：排便反射的初级中枢在脊髓腰骶段，大脑皮层存在高级中枢。

24. **B**。**解析**：胃的吸收能力很弱，仅能吸收乙醇、少量水分和某些药物（如阿司匹林）等。

25. **D**。**解析**：氨基酸和葡萄糖在小肠的吸收是通过与Na^+耦联的继发性主动转运实现的。

[B型题]

1. **A** 2. **B** 3. **B**。**解析**：分泌胃蛋白酶原的是泌酸腺的主细胞，分泌内因子和胃酸的是泌酸腺的壁细胞。

4. **A** 5. **B** 6. **D**。**解析**：头期胃液分泌的特点是分泌的胃液量及总酸度很高，胃蛋白酶含量尤其高，消化力很强；胃期胃液分泌的特点是胃液的分泌量大，酸度也很高，但胃蛋白酶含量比头期少，消化力比头期弱；肠期胃液分泌的特点是总酸度和胃蛋白酶含量均较低。

7. **D** 8. **C** 9. **A**。**解析**：胃特有的运动形式是容受性舒张，小肠特有的运动形式是分节运动，消化道平滑肌共有的运动形式是蠕动。

10. **A** 11. **B** 12. **B**。**解析**：胃的吸收能力较差，仅吸收少量高度脂溶性的物质（如酒精）及某些药物（如阿司匹林）等；小肠是营养物质吸收的主要部位；胆盐和维生素B_{12}的吸收部位均在回肠。

[X型题]

1. **BCE**。**解析**：消化道和中枢神经系统中同时存在的激素称为脑-肠肽。促胃液素、缩胆囊素、生长抑素都属于脑-肠肽。胰岛素是胰岛分泌的，甲状腺素是甲状腺分泌的，不属于脑-肠肽。

2. **ABCD**。**解析**：交感神经兴奋主要引起消化道运动减弱，腺体分泌减少；副交感神经兴奋出现消化道平滑肌收缩，腺体分泌增加。

3. **ABDE**。**解析**：黏液-碳酸氢盐屏障由大量凝胶黏液和碳酸氢盐共同构成，此屏障可中和H^+，避免了H^+对胃黏膜的直接侵蚀作用，也使胃蛋白酶原在胃黏膜上皮细胞侧不能被激活，有效防止胃蛋白酶对胃黏膜的消化作用。黏液还具有保护胃黏膜免受粗硬食物摩擦损伤的功能。

4. **CDE**。**解析：** 内因子是由壁细胞分泌的糖蛋白，具有保护维生素B_{12}并促进其吸收的作用。内因子有两个活性部位，一个部位可与食物中的维生素B_{12}结合形成复合体，保护维生素B_{12}不被水解酶破坏；另一部位可与远端回肠上皮细胞膜上的受体结合而促进维生素B_{12}的吸收。

5. **BCE**。**解析：** 促进胃酸分泌的内源性物质有ACh、促胃液素和组胺。生长抑素可抑制其分泌。

6. **ABE**。**解析：** 生长抑素可直接或通过抑制促胃液素和组胺等间接方式抑制胃酸分泌；胃黏膜释放前列腺素可抑制胃酸分泌；脂肪酸刺激小肠释放的肠抑胃素可作用于胃腺抑制胃酸分泌。组胺和ACh均可促进胃酸分泌。

7. **ABC**。**解析：** 胃有三种运动形式，分别是紧张性收缩、容受性舒张和蠕动。

8. **ACDE**。**解析：** 盐酸、已经被激活的胰蛋白酶、组织液及小肠液中的肠激酶都可以激活胰蛋白酶。胰蛋白酶可以激活糜蛋白酶原，未发现糜蛋白酶对胰蛋白酶原的激活作用。

9. **BCE**。**解析：** 容受性舒张是胃特有的运动形式。蠕动、紧张性收缩是消化道平滑肌共有的运动形式。集团蠕动是大肠特有的运动形式，分节运动是小肠特有的运动形式。

10. **ABC**。**解析：** 分节运动的作用：使食糜与消化液充分混合，增加食糜与肠黏膜的接触，并不断挤压肠壁促进血液和淋巴回流，有助于吸收。分节运动本身对食糜的推进作用很小，其由上而下的频率梯度，对食糜有一定的推进作用，但不是使食糜较快向下推进的因素。

11. **BD**。**解析：** 缩胆囊素又称促胰酶素，能够促进胰液中各种酶的分泌，还可以促进胆囊强烈收缩，排出胆汁。此外缩胆囊素还可以增强大肠和小肠运动，抑制胃排空。

12. **ACE**。**解析：** 促胰液素是小肠上部S细胞分泌的胃肠激素，主要作用于胰腺的小导管细胞，可刺激胰液和胆汁中的水和HCO_3^-分泌。HCl、脂肪酸是刺激其分泌的有效刺激物。

13. **ABCE**。**解析：** 非消化期，胰液分泌很少；进食后，食物的刺激可通过神经调节促进胰液分泌，胰液分泌也受体液因素调节，主要是促胰液素和缩胆囊素。迷走神经兴奋促进胰液分泌主要作用于胰腺腺泡细胞，对于促胰液素分泌没有影响。

14. **ABCD**。**解析：** 大肠在消化吸收中的主要生理功能是贮存食物残渣、形成粪便；分泌大肠液，保护肠黏膜；只吸收水分和无机盐，不能吸收主要营养物质。

15. **ABCDE**。**解析：** 肝细胞能分泌胆汁；几乎所有营养物质的代谢都需要肝脏参与；肝脏是人体内主要的解毒器官，胆红素经过肝脏时结合葡萄糖醛酸形成水溶性胆红素由胆汁排泄；肝脏是许多激素生物转化、灭活或排泄的重要场所。

二、名词解释

1. 食物在消化道内被分解为可吸收的小分子物质的过程称为消化。

2. 食物消化后的小分子物质通过消化道黏膜进入血液和淋巴的过程称为吸收。

3. 消化道平滑肌细胞可在静息电位基础上自发产生节律性去极化电位活动，因其决定消化道平滑肌的收缩节律，称为基本电节律。

4. 在消化道和中枢神经系统中同时存在的肽类激素称为脑-肠肽。

5. 由黏液与HCO_3^-共同构成的抗损伤屏障称为黏液-碳酸氢盐屏障。

6. 容受性舒张是指当咀嚼和吞咽食物时，食物刺激咽及食管等处感受器，通过迷走神经反射性引起胃底及胃体肌肉的舒张。

7. 肝细胞分泌的胆盐排入小肠后，绝大部分由回肠末端吸收，经门静脉回肝脏的过程为胆盐的肠肝循环。

8. 分节运动是指以小肠环形肌的节律性舒缩为主的运动。

三、问答题

1. 唾液的生理作用：①湿润，便于吞咽；②溶解食物，产生味觉；③唾液淀粉酶可将食物中的淀粉分解为麦芽糖；④清洁保护口腔作用；⑤唾液中溶菌酶具有杀菌作用。

2. 分布于消化道管壁的内分泌细胞分泌的激素，称为胃肠激素。其生理作用：①调节消化腺的分泌和消化道的运动；②营养作用，即一些胃肠激素能促进消化道黏膜的代谢和生长；③调节其他激素的释放。

3. 胃液中除水和无机物之外，主要成分有胃酸、胃蛋白酶原、黏液、内因子。①胃酸的主要生理作用：激活胃蛋白酶原使之变为有活性的胃蛋白酶；为胃蛋白酶的作用提供最适pH；促进食物中蛋白质变性使之易于分解；抑菌和杀菌作用；胃酸进入小肠内可促进胰液、胆汁和小肠液分泌；有助于小肠对铁、钙的吸收。②胃蛋白酶的主要生理作用是将蛋白质分解为胨和胨。③黏液的主要作用为中和并稀释胃酸，润滑和保护胃黏膜。④内因子的主要作用为保护维生素B_{12}不被胃酸破坏，并促进其吸收。

4. 胃内容物进入十二指肠的过程称胃排空。胃排空的动力是胃运动，造成胃内压升高，超过十二指肠压，可促进胃排空。胃内因素促进排空：①胃内食物对胃产生机械扩张刺激，通过迷走-迷走神经反射或壁内神经丛反射，使胃运动加强；②食物扩张刺激及蛋白质分解产物等可刺激胃窦黏膜释放促胃液素，使胃运动加强。十二指肠内因素抑制排空：①进入十二指肠的盐酸、脂肪及高渗溶液刺激小肠黏膜的感受器，通过肠-胃反射，抑制胃运动，使胃排空暂停；②食糜进入十二指肠，引起多种抑制性激素的释放，抑制胃运动和胃排空。

5. 因为胰液含有消化酶种类丰富，所以消化能力最全面最强。它的作用由其主要成分所决定。①碳酸氢盐：中和进入十二指肠的胃酸，保护肠黏膜，为小肠内多种消化酶提供最适pH环境；②胰淀粉酶：将淀粉分解成为麦芽糖；③胰脂肪酶：将脂肪分解成为脂肪酸、单酰甘油和甘油；④胰蛋白酶和糜蛋白酶：两酶共同作用，将蛋白质分解成为多肽和氨基酸。

6. 促进胰液分泌的体液因素有以下几种：①促胰液素，其有效的刺激物是盐酸，由小肠黏膜S细胞释放，作用于胰腺小导管上皮细胞，引起大量水分及碳酸氢盐的分泌，而酶分泌不高；②缩胆囊素，其有效的刺激物是蛋白质分解产物，由小肠黏膜I细胞分泌，促进胰液中各种酶的分泌。抑制胰液分泌的激素有胰多肽和生长抑素等。

7. 胆汁中不含有消化酶，主要成分是胆盐。胆盐的主要作用：①促进脂肪的消化和吸收，通过降低脂肪的表面张力，使脂肪乳化成微滴，以增加脂肪酶作用面积促进消化；胆盐达到一定浓度后，可聚合成微胶粒，使脂肪酸、单酰甘油等掺入到其中，形成水溶性复合物，促进脂肪酸的吸收。②促进脂溶性维生素的吸收。③胆盐经肠–肝循环可促进肝胆汁的合成与分泌。

8. 小肠是吸收的主要部位。原因：①食物在小肠内已被分解为可被吸收的小分子物质；②食物在小肠内停留的时间长，约3～8小时；③小肠有广泛的吸收面积，约200m^2；④小肠绒毛舒缩具有"泵"的作用，加速绒毛内血液和淋巴回流，有利食物的吸收。

9. Na$^+$吸收的部位主要在小肠。机制为原发性主动转运，而且Na$^+$的主动转运与葡萄糖的协同转运密切相关，肠腔中的葡萄糖可易化Na$^+$的吸收，为增加Na$^+$的吸收量，故需加入少量葡萄糖。

第七章 能量代谢与体温

第一节 能量代谢

1. 影响能量代谢的因素

影响因素	机制	特点
肌肉活动	剧烈运动时，耗氧量增加，产热量增高	影响能量代谢最主要因素
精神活动	精神处于紧张状态时，出现无意识肌紧张、交感神经兴奋、促进产热的激素（肾上腺素、甲状腺激素等）释放，代谢水平提高，产热增加	平静思考问题时，能量代谢影响不大
食物的特殊动力效应	食物引起机体产生额外热量的作用，可能与氨基酸在肝脏代谢有关	蛋白质食物作用明显
环境温度	低于20℃：肌肉紧张，产热增加 20℃~30℃：产热散热平衡，代谢稳定 超过30℃：化学反应加速，产热增加	能量代谢在20℃~30℃的环境中最稳定

2. 基础代谢

基础代谢是指人体在基础状态下的能量代谢，单位时间内的基础代谢称为基础代谢率。

	基础代谢率
基础状态	清醒，静卧，无肌紧张，无精神紧张，餐后12~14h，室温保持在20℃~25℃，即不受肌肉活动、食物及精神紧张等因素影响时的状态
单位	$kJ/(m^2 \cdot h)$
生理变动	男性高于女性，儿童高于成年人，年龄越大，代谢率越低
正常标准	超出或低于正常平均值的百分数来表示，±（10%~15%）均属正常
基础代谢率升高	甲状腺功能亢进、发热、糖尿病、白血病、红细胞增多症
基础代谢率降低	甲状腺功能低下、肾上腺皮质及脑垂体功能低下、艾迪森病、肾病综合征

第二节　体温及其调节

1. 体温的概念及其正常值

体温是指机体深部的平均温度。临床上通常用腋窝温度、口腔温度、直肠温度来代表体温。

测量部位	测量方法	正常值
直肠温度	温度计插入直肠6 cm以上	36.9℃～37.9℃
口腔温度	体温计放于舌下	36.7℃～37.7℃
腋窝温度	上臂紧贴胸廓，腋下干燥，10分钟以上	36.0℃～37.4℃

2. 体温的生理变动

变动因素	体温变化	机制
昼夜波动	清晨2～6时最低，午后1～6时最高	下丘脑视交叉上核控制生物钟
性别	女性高于男性；女性排卵日最低，排卵后升高	排卵后体温升高是黄体分泌的孕激素所致
年龄	儿童、青少年较高，老年人较低，新生儿不稳定	老年人代谢率偏低，小儿中枢神经系统发育不完善
肌肉活动及其他因素	剧烈运动，体温升高；情绪激动、精神紧张、进食等体温升高	产热增加

注：人的体温是相对稳定的，在生理情况下波动幅度一般不超过1℃。

3. 机体的产热与散热

人体体温的相对稳定，是在体温调节机制控制下，产热和散热达到动态平衡的结果。

（1）机体的产热过程

机体的产热过程	
主要产热器官	安静时：内脏和脑；运动和劳动时：骨骼肌
产热的形式	安静状态时，主要来自基础代谢；运动时，骨骼肌活动；寒冷环境：战栗产热；非战栗产热
产热活动的调节	体液调节：甲状腺激素、肾上腺素和去甲肾上腺素、生长激素刺激产热　神经调节：下丘脑战栗中枢→脊髓前角运动神经元→战栗产热；交感神经兴奋→肾上腺髓质活动增加→产热增加

（2）机体的散热方式

人体的主要散热部位是皮肤，通过辐射、传导、对流和蒸发4种方式散热。

散热方式	含义	影响因素	实际应用
辐射	机体以热射线形式将体热传给外界较冷物体	皮肤和环境温差、有效散热面积	夏季使用空调降温
传导	机体将热量直接传给与皮肤接触的较冷物体	接触面积、导热性和温差	用冰袋、冰帽给高热病人降温
对流	通过气体的流动散热	空气流动速度	夏季使用电风扇降温
蒸发	水分子从体表汽化时吸收体热而散发；分为不感蒸发（不显汗）和可感蒸发（发汗）	环境湿度、温度、风速	高热病人用酒精擦浴

4. 自主性体温调节

体温调节有自主性体温调节和行为性体温调节两种基本方式。自主性体温调节由温度感受器、体温调节中枢、效应器共同完成。

温度感受器		分布部位	感受刺激及反应	特点
外周温度感受器	冷感受器	皮肤、黏膜和内脏	局部温度降低时，冷感受器兴奋	皮肤温度感受器主要感受外界环境的冷刺激
	热感受器		局部温度升高时，热感受器兴奋	
中枢温度感受器	热敏神经元	脊髓、延髓、脑干网状结构及下丘脑	局部温度升高，发放冲动频率↑	温度敏感神经元对局部温度变化敏感，且不出现适应现象
	冷敏神经元		局部温度降低，发放冲动频率↑	

体温调节基本中枢在下丘脑，下丘脑视前区 – 下丘脑前部（PO/AH）是中枢整合机构的中心部位。体温调节机制多以调定点学说来解释，该学说认为，恒温动物体温调节类似于恒温器的调节。PO/AH中存在体温调定点，即体温的规定数值（如37℃），如果体温偏离此规定数值，则由反馈系统将偏差信息输送到中枢，然后经过调整产热和散热来维持体温的恒定。PO/AH中的温度敏感神经元可能起着调定点的作用。细菌所致的发热可能是由于致热原作用于PO/AH区，使热敏神经元的兴奋性降低，阈值升高，使调定点上移（如39℃），故发热开始时会出现寒战等产热反应，直至体温升高到调定点（39℃）以上时才出现散热反应。

考前必刷题

一、选择题

[A型题]

1. 关于能量代谢的叙述，下列不正确的是
   - A. 肌肉活动对于能量代谢影响最大
   - B. 蛋白质为机体主要供能物质
   - C. 脑组织代谢水平很高
   - D. 脑组织的能量代谢主要来自糖的有氧氧化
   - E. 安静状态下，单位重量的脑组织耗氧量为肌肉组织的20倍

2. 影响能量代谢最显著的因素是
   - A. 精神因素
   - B. 肌肉活动
   - C. 食物特殊动力效应
   - D. 环境温度
   - E. 遗传因素

3. 特殊动力效应最大的食物是
   - A. 蛋白质
   - B. 脂肪
   - C. 糖类
   - D. 混合食物
   - E. 高脂食物

4. 关于基础代谢的叙述，下列不正确的是
   - A. 在基础条件下测定
   - B. 通常是以$kJ/(m^2 \cdot h)$表示
   - C. 是机体最低的代谢水平
   - D. 临床多用相对值表示
   - E. 与体重不成比例关系

5. 用相对数值表示基础代谢率，其正常变动范围是
   - A. $\pm 5\% \sim \pm 10\%$
   - B. $\pm 10\% \sim \pm 15\%$
   - C. $\pm 15\% \sim \pm 20\%$
   - D. $\pm 20\% \sim \pm 25\%$
   - E. $\pm 25\% \sim \pm 30\%$

6. 下列疾病中，基础代谢率升高最明显的是
   - A. 糖尿病
   - B. 红细胞增多症
   - C. 白血病
   - D. 阿狄森氏病
   - E. 甲状腺功能亢进症

7. 成人在寒冷环境中增加产热主要依靠的是
   - A. 穿衣
   - B. 皮肤血管收缩
   - C. 战栗
   - D. 提高代谢率
   - E. 食物的特殊动力效应

8. 常温安静时散热量最多的方式是
   - A. 辐射
   - B. 传导
   - C. 对流
   - D. 蒸发
   - E. 排泄物

9. 阻隔机体深部热量传导给体表的导热度最低的组织或器官是
   - A. 皮肤
   - B. 体液
   - C. 肌肉
   - D. 内脏
   - E. 脂肪

10. 影响皮肤温度的主要因素为
    - A. 循环血量
    - B. 血流速度
    - C. 肌紧张
    - D. 血管舒缩
    - E. 基础代谢率

11. 当外界温度等于或高于机体皮肤温度时，机体的散热形式是
    - A. 辐射散热
    - B. 传导散热
    - C. 对流散热
    - D. 蒸发散热
    - E. 辐射和对流散热

12. 正常人直肠、口腔和腋窝温度的关系是

A. 口腔＞腋窝＞直肠

B. 口腔＞直肠＞腋窝

C. 腋窝＞口腔＞直肠

D. 直肠＞腋窝＞口腔

E. 直肠＞口腔＞腋窝

13. 对体温生理变动的叙述，不正确的是

　A. 清晨2～6时最低

　B. 女性高于男性，而排卵日最高

　C. 运动使其升高

　D. 儿童、青少年高于老年人

　E. 午后1～6时最高

14. 体温昼夜节律产生的主要原因为

　A. 耗氧量多少

　B. 肌肉活动状态

　C. 下丘脑的生物钟

　D. 环境温度规律性变化

　E. 大脑皮层的调节

[B型题]

　A. 辐射散热　　　　B. 对流散热

　C. 不感蒸发　　　　D. 传导散热

　E. 发汗

1. 通过呼吸道呼出水分散热的方式是

2. 机体深部的热量传到体表主要是通过

　A. 35.0℃～36.0℃

　B. 36.7℃～37.7℃

　C. 36.2℃～37.2℃

　D. 36.9℃～37.9℃

　E. 36.0℃～37.4℃

3. 正常成人口腔温度的范围是

4. 正常成人直肠温度的范围是

5. 正常成人腋窝温度的范围是

[X型题]

1. 有关基础代谢率的叙述，不正确的有

　A. 女子的基础代谢率高于男子

　B. 成年人的基础代谢率高于儿童

C. 基础代谢率与体表面积成比例关系

D. 身高相同的人，基础代谢率基本相等

E. 体重相同的个体，他们的基础代谢率较为接近

2. 下列因素中影响基础代谢率的是

　A. 年龄

　B. 性别

　C. 体温

　D. 肾上腺皮质功能状态

　E. 甲状腺功能状态

3. 下列因素中影响皮肤温度的是

　A. 发汗　　　　　　B. 环境温度

　C. 皮肤血流量　　　D. 精神紧张

　E. 麻醉药物

4. 在环境温度低于20℃时，人体散热的方式主要有

　A. 辐射　　　　　　B. 传导

　C. 对流　　　　　　D. 不感蒸发

　E. 汗液蒸发

5. 当血液温度升高到体温调定点水平以上时，机体将出现

　A. 皮肤血管扩张

　B. 皮肤血流量增加

　C. 汗腺分泌增多

　D. 肺通气量减少

　E. 产热增加

6. 女子月经周期中体温的变化为

　A. 卵泡期降低　　　B. 卵泡期升高

　C. 黄体期升高　　　D. 行经期升高

　E. 黄体期下降

7. 体温调节反射的效应器有

　A. 胃　　　　　　　B. 骨骼肌

　C. 肠　　　　　　　D. 皮肤血管

　E. 大脑

二、名词解释

1. 能量代谢
2. 食物的特殊动力效应
3. 基础代谢率
4. 体温
5. 蒸发散热
6. 不感蒸发
7. 自主性体温调节

三、问答题

1. 根据散热原理，可采用哪些物理降温法给高热患者降温？
2. 人体在低温和高温环境中，体温是怎样维持恒定的？高温环境中人体呼吸、血压、尿量有何改变？
3. 为什么发热患者常伴有寒战反应？

参考答案与解析

一、选择题

[A型题]

1. B。**解析**：机体主要供能物质是糖而不是蛋白质。影响能量代谢最显著的因素是肌肉活动。脑组织的代谢水平很高，其能量代谢主要来自糖的有氧氧化。

2. B。**解析**：影响能量代谢的因素有精神因素、肌肉活动、食物特殊动力效应和环境温度，其中最显著的影响因素是肌肉活动。

3. A。**解析**：进食刺激机体产生额外热量的作用称为食物特殊动力作用。糖和脂肪的特殊动力作用较低，蛋白质特殊动力作用最高，约为30%。

4. C。**解析**：基础代谢不是机体最低的代谢水平，机体睡眠状态下的代谢水平比基础状态下的低。

5. B。**解析**：受试者基础代谢率是否正常，通常是将所测定的数值与相对应的正常平均值比较，算出实测值与正常平均值相差的百分比。若相差在±10%～±15%之内，均属于正常。

6. E。**解析**：甲状腺激素能使细胞内氧化速度提高，耗氧量增加，产热增多，是体内所有激素中对能量代谢率影响最显著的。故患甲状腺功能亢进症时基础代谢率升高最明显。

7. C。**解析**：机体产热有多种形式，如运动产热、食物特殊动力作用产热、基础代谢产热等。成人在寒冷环境中主要依靠骨骼肌发生不随意节律性收缩，即战栗产热。

8. A。**解析**：机体深部的热量通过热传导和血液循环的方式到达皮肤，通过辐射、传导、对流和蒸发等方式散失到外环境中。机体的主要散热器官为皮肤，形成较大的有效散热面积，常温安静时，辐射散热起着最重要的作用。

9. E。**解析**：脂肪导热性能低，是阻隔机体深部热量传导给体表的导热度最低的组织。

10. D。**解析**：皮肤是主要的散热器官，其散热量或皮肤温度决定于流过皮肤的血流量。位于皮下的血管受调节因素的影响引起收缩和舒张，对血流量的影响最大。

11．**D**。**解析**：当外界温度等于或高于机体皮肤温度时，辐射、传导、对流三种散热方式均不起作用，此种情况下唯一有效的机体散热形式是蒸发散热。

12．**E**。**解析**：临床上通常用腋窝温度、口腔温度、直肠温度来代表体温。直肠温度正常平均值为36.9℃～37.9℃，口腔温度36.7℃～37.7℃，腋窝温度36.0℃～37.4℃。

13．**B**。**解析**：人体体温存在生理变动，表现为体温随昼夜、年龄、性别等因素的变化而变化。正常的生理波动表现为：清晨2～6时体温最低，午后1～6时体温最高；女性基础体温略高于男性，约0.3℃，且随月经周期发生规律性变化。排卵前体温较低，排卵日体温最低，排卵后体温又回升到最高水平；新生儿体温较高；老年人因基础代谢率低，体温略偏低；运动影响能量代谢，使体温升高。

14．**C**。**解析**：健康人的体温在一昼夜中呈现周期性波动，称为昼夜节律。这种昼夜节律是由内在的生物节律所决定，目前认为机体生物节律与下丘脑的生物钟有关。

[B型题]

1．**C**　2．**D**。**解析**：蒸发散热分为可感蒸发和不感蒸发。可感蒸发就是指发汗，不感蒸发是指体内的水分直接透出皮肤和呼吸道黏膜，在未形成明显的水滴之前就蒸发掉的一种散热方式。机体深部的热量传到体表主要是通过传导散热。

3．**B**　4．**D**　5．**E**。**解析**：正常成人口腔温度的范围是36.7℃～37.7℃，直肠温度的范围是36.9℃～37.9℃，腋窝温度的范围是36.0℃～37.4℃。

[X型题]

1．**ABDE**。**解析**：基础代谢率与身高体重的相关性并不明显，而与体表面积呈正相关。同时表现有性别、年龄差异，男性高于女性，幼儿高于成人。

2．**ABCDE**。**解析**：儿童的基础代谢率高于成年人，老年人的基础代谢率更低。男性的基础代谢率高于女性。体温每升高1℃，基础代谢率提高13%。肾上腺皮质和甲状腺功能亢进基础代谢升高，反之亦然。

3．**ABCDE**。**解析**：发汗即可感蒸发，通过散热可降低皮肤温度；环境温度改变可影响皮肤温度与环境温度的差而影响散热量，继而影响皮肤温度；皮肤血流量多则皮肤温度高，反之亦然；精神紧张时交感神经兴奋，皮肤血管收缩，温度降低；麻醉药物可使温度降低。

4．**ABCD**。**解析**：机体的散热方式取决于皮肤与周围环境的温度差。当皮肤温度高于环境的温度时，机体主要通过辐射、传导、对流方式散热；当环境的温度等于或高于皮肤温度时，蒸发散热成为机体唯一有效散热方式。环境温度低于30℃时，人体通过不感蒸发丢失的水较恒定。

5．**ABC**。**解析**：当血液温度升高到体温调定点水平以上时，机体将出现散热增加、产热减少。皮肤血管扩张、皮肤血流量增加和汗腺分泌增多均可使散热增加。

6．**AC**。**解析**：女子月经周期中体温的变化主要与孕激素的产热作用有关，孕激素由卵巢排卵后生成的黄体所分泌，所以女子月经周期中体温卵泡期降低，黄体期升高。

　　7. **BD**。**解析**：机体体温相对稳定决定于产热和散热两个生理过程。寒冷时，机体通过骨骼肌的战栗性产热增加产热量以维持体温稳定，说明效应器为骨骼肌。皮肤是主要的散热器官，机体可通过调节皮肤血流量改变皮肤温度调节散热量。

二、名词解释

　　1. 生物体内伴随物质代谢而产生的能量的释放、转移、贮存和利用称为能量代谢。

　　2. 进食后一段时间，虽然机体同样处于安静状态，但所产生的热量比进食前有所增加。这种由食物引起机体产生"额外"热量的现象称为食物特殊动力效应。

　　3. 基础代谢率是指人体在清醒、安静、空腹12小时以上、室温保持在20℃~25℃，不受肌肉活动、精神因素及进食影响的能量代谢率。

　　4. 体温是指机体深部的平均温度。

　　5. 蒸发散热是指机体通过体表水分的蒸发来散失体热的一种形式。

　　6. 不感蒸发是指机体中水分直接渗透到体表汽化蒸发的现象。

　　7. 自主性体温调节是指在体温调节机制的控制下，通过增减皮肤血流量、发汗、战栗等生理调节反应，使体温在正常情况下能维持在一个相对稳定的水平，是体温调节的基础。

三、问答题

　　1. ①利用冰袋或冰帽给高热患者降温，增加传导散热；②注意通风，降低室温增加对流散热；③用酒精擦身增加蒸发散热；④降低室温，增加辐射散热。

　　2. 人体在低温环境中可通过增加产热和减少散热保持体温相对恒定。寒冷刺激，可使皮肤冷感受器兴奋，下丘脑体温调节中枢的产热中枢兴奋；通过躯体运动神经增强肌紧张活动和寒战；通过交感神经和肾上腺素、甲状腺激素分泌量增多，促进代谢，增加产热量；同时使散热中枢抑制，汗腺分泌停止，皮肤血管收缩减少散热量。人体在高温环境中，体温调节机制与上相反，即减少产热，增加散热来保持体温相对恒定。此外，由于在高温环境中，机体唯一有效的散热方式是蒸发散热，因此会大量出汗，呼吸加快，血压上升。由于大量出汗，血浆晶体渗透压升高，引起抗利尿激素（ADH）分泌增加，尿量减少。

　　3. 某些疾病引起发热时，由于细菌生长和组织破坏产生致热原，可使视前区-下丘脑前部与调定点有关的热敏神经元阈值升高，使调定点上移，由于体温低于调定点温度，致使下丘脑后部产热中枢兴奋加强，机体出现寒战，使产热过程明显加强，加上散热减少，体温逐渐上升，直到体温升高到新的调定点水平后，产热和散热出现新平衡，寒战终止。

2. 皮质肾单位和近髓肾单位的区别

区别要点	皮质肾单位	近髓肾单位
肾小体位置	皮质外层、中层	皮质内层靠近髓质
数量	多，占85%~90%	少，占10%~15%
肾小球体积	较小	较大
髓袢	较短，仅达外髓质层	长，可达内髓质层
入球小动脉与出球小动脉口径比	约2∶1	约1∶1
出球小动脉分支	网状小血管	网状小血管，U形直小血管
肾素分泌	较多	几乎没有
生理功能	尿的生成	尿的浓缩和稀释

3. 肾脏血液供应特点及肾血流量调节

特点	内容
血液供应丰富但不均匀	安静时两侧肾脏的血流量约为1200 ml/min，肾皮质血液供应量约占94%
两次形成毛细血管网	入球小动脉分支成肾小球毛细血管网，血压较高，有助于肾小球滤过；出球小动脉分支形成肾小管周围毛细血管网，血压较低，有利于肾小管重吸收
肾血流量调节	当全身动脉血压在80~160 mmHg范围内变动时，肾血流量经自身调节保持相对稳定；特殊情况下（如剧烈运动、大失血等），在肾交感神经和肾上腺素、去甲肾上腺素作用下，肾血流量减少，以保证心、脑等重要器官的血液供应

第二节　肾小球的滤过功能

1. 肾小球滤过率和滤过分数

	肾小球滤过率（GFR）	滤过分数（FF）
概念	单位时间内（每分钟）两肾生成的超滤液量	肾小球滤过率与每分钟肾血浆流量的比值
正常值	正常成人为125 ml/min左右	19%

第八章　尿的生成与排出

🗂️考前划重点

1. 排泄

机体将新陈代谢产生的代谢终产物、进入体内多余的物质和异物经排泄器官排出体外的过程称为排泄。

排泄途径	排泄物
呼吸器官	CO_2和少量H_2O
消化道	胆色素、无机盐
皮肤	H_2O、少量NaCl和尿素
肾脏	大部分代谢产物（尿素、尿酸、肌酐等）、H_2O和无机盐

2. 肾脏的功能

功能	说明
排泄功能	最重要的排泄器官，通过排泄调节水、渗透压、电解质和酸碱平衡，维持内环境稳态
内分泌功能	可合成和释放肾素、促红细胞生成素、激肽、前列腺素等

3. 尿的生成

尿生成包括三个基本过程：①肾小球滤过形成超滤液；②肾小管和集合管选择性重吸收；③肾小管和集合管分泌形成终尿。

第一节　肾的功能结构和血液循环

1. 肾单位的组成

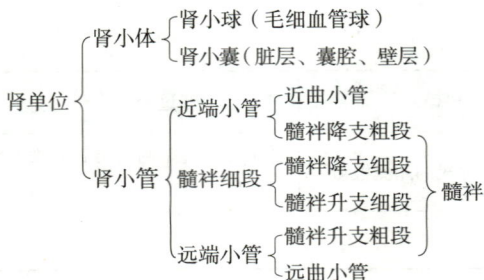

肾单位
- 肾小体
  - 肾小球（毛细血管球）
  - 肾小囊（脏层、囊腔、壁层）
- 肾小管
  - 近端小管
    - 近曲小管
    - 髓袢降支粗段
  - 髓袢细段
    - 髓袢降支细段
    - 髓袢升支细段
  - 远端小管
    - 髓袢升支粗段
    - 远曲小管

（髓袢降支粗段、髓袢降支细段、髓袢升支细段、髓袢升支粗段）髓袢

2. 滤过膜及其通透性

滤过膜	特点	通透性
毛细血管内皮细胞	直径70~90 nm窗孔；带负电荷的糖蛋白	防止血细胞通过，阻止带负电荷蛋白质通过
基膜	直径2~8 nm的网孔；带负电荷的糖蛋白	水和部分溶质可以通过，滤过膜的主要屏障
肾小囊脏层上皮细胞	滤过裂隙膜，直径4~14 nm小孔，带负电荷的糖蛋白	阻止带负电血浆蛋白滤过，滤过作用的最后屏障

滤过膜的通透性取决于所通过物质的分子质量大小及所带电荷性质。滤液中有效半径大于4.2nm的物质不能滤过，称为机械屏障。由于滤过膜三层结构的表面都覆盖有一层带负电荷的蛋白，因此带正电荷的物质易于通过；而血浆白蛋白由于带负电荷，则较难通过，称为电学屏障。

3. 有效滤过压

有效滤过压是肾小球滤过的动力。肾小球有效滤过压 = 肾小球毛细血管血压 − （血浆胶体渗透压 + 肾小囊内压）。其中肾小球毛细血管血压是促进滤过的力量，而血浆胶体渗透压和囊内压是阻止滤过的力量，有效滤过压为正值时有滤过发生。当滤过力量等于阻止力量时，有效滤过压等于零，称为滤过平衡。

4. 影响肾小球滤过的因素

影响因素		正常生理	影响机制
滤过膜	通透性	正常情况下有一定通透性，维持稳定	肾小球肾炎→机械屏障作用增加→GFR减小 电学屏障减弱→蛋白质滤出
	面积	正常情况下1.5m²以上	急性肾小球肾炎→有效滤过面积减少→GFR减小
有效滤过压	肾小球毛细血管血压	当血压在80~160 mmHg时，通过自身调节维持不变	动脉血压降到80 mmHg以下→肾小球毛细血管血压降低→有效滤过压减小→GFR减小
	血浆胶体渗透压	正常情况下比较稳定，主要取决于血浆白蛋白浓度	输入大量生理盐水、低蛋白血症→胶体渗透压降低→有效滤过压增大→GFR增加
	囊内压	正常情况下比较稳定	输尿管梗阻→囊内压升高→有效滤过压减小→GFR减小
肾血浆流量		肾血浆流量下降时，GFR减少	通过改变滤过平衡点影响GFR

第三节　肾小管和集合管的重吸收与分泌功能

1. 肾小管和集合管重吸收的方式与途径

重吸收的实质是物质跨膜转运，包括被动转运和主动转运两种方式；分跨细胞转运和旁细胞转运两条途径。

2. 肾小管和集合管重吸收的特点

特点	说明
重吸收的选择性	不同物质重吸收不同，如葡萄糖和氨基酸完全重吸收；Na^+、K^+、Cl^-、HCO_3^- 和水绝大部分重吸收；尿素、硫酸盐和磷酸盐部分重吸收；肌酐完全不重吸收
重吸收的差异性	近曲小管重吸收能力最强，重吸收物质量大，种类多；髓袢主要重吸收水和 NaCl；远曲小管和集合管重吸收水和 Na^+，受体液因素调节，在决定终尿质和量方面起决定作用
重吸收的有限性	对不同物质重吸收有一定限度。如葡萄糖浓度超过 180mg/ml 时，肾小管对葡萄糖的重吸收已达到极限，尿中开始出现葡萄糖，此时血糖浓度称为肾糖阈

3. Na^+、Cl^-、水、HCO_3^-、K^+ 和葡萄糖等重要物质的重吸收

物质	重吸收部位	重吸收方式和途径
Na^+	近曲小管：65%～70%	2/3 跨细胞途径主动转运（前半段）；1/3 旁细胞途径被动转运（后半段）
	髓袢：20%	升支细段旁细胞途径被动重吸收；升支粗段主动转运
	远曲小管和集合管：12%	主动重吸收
Cl^-	重吸收部位同 Na^+	近端小管被动转运；髓袢升支粗段主动转运；远曲小管主动转运
水	近曲小管：65%～70%；髓袢、远曲小管和集合管	被动重吸收；近曲小管和髓袢为等渗重吸收，重吸收量与机体含水量无关；远曲小管和集合管重吸收量与机体含水量有关，以调节机体水平衡
HCO_3^-	近端小管：80%～90%；髓袢、远曲小管和集合管	以 CO_2 的形式被动重吸收
K^+	近端小管：65%～70%；髓袢升支粗段：25%～30%	主动转运
葡萄糖	近端小管	继发性主动转运，与 Na^+ 协同转运

4. 肾小管和集合管的分泌功能

分泌物质	部位	机制	小结
H^+	各段肾小管和集合管；近球小管能力最强	Na^+-H^+交换体继发性主动转运分泌；与HCO_3^-重吸收密切相关	每分泌1个H^+，就重吸收1个Na^+和1个HCO_3^-入血，意义为排酸保碱
K^+	远端小管和集合管	顺电化学梯度被动转运；K^+-Na^+交换	K^+-Na^+交换和Na^+-H^+交换有竞争性抑制作用
NH_3	近端小管、髓袢升支粗段、远端小管和集合管	上皮细胞内谷氨酰胺在谷氨酰胺酶作用下生成NH_3，后者经单纯扩散进入小管液	NH_3与H^+结合成NH_4^+，与Cl^-形成NH_4Cl随尿排出，调节体内酸碱平衡

第四节　尿生成的调节

1. 肾内自身调节

调节因素	内容说明
小管液中溶质浓度	小管液中溶质所形成的渗透压，是对抗肾小管重吸收水的力量。由于渗透压升高而对抗肾小管重吸收水分引起的尿量增多现象称为渗透性利尿。如糖尿病患者的多尿属于渗透性利尿
球－管平衡	不论肾小球滤过率有何变动，近端小管对滤液的重吸收率总是稳定在滤过率的65%～70%，称为球－管平衡。其意义在于使终尿量不致因滤过率的增减而出现大幅度变动

2. 血管升压素（VP）对尿生成的调节

来源	下丘脑视上核和室房核合成，神经垂体贮存释放
作用	提高远曲小管和集合管上皮细胞对水的通透性，促进水的重吸收，尿量减少，又称抗利尿激素（ADH）
分泌调节	血浆晶体渗透压	生理条件下调节VP释放的最重要因素。当机体大量出汗、剧烈呕吐或腹泻等造成体内水分丢失时，血浆晶体渗透压升高，刺激渗透压感受器使VP合成释放增加，促进远曲小管和集合管对水重吸收，尿量减少；相反，当大量饮清水后，血浆晶体渗透压降低，VP合成释放减少，引起尿量增多，称为水利尿

续表

分泌调节	循环血量	当循环血量增多时，心房和胸腔大静脉处的容量感受器兴奋，传入冲动沿迷走神经传入中枢，反射性抑制VP合成释放，引起尿量增加；反之，当循环血量减少时，对容量感受器刺激减弱，VP分泌增加，尿量减少
	其他因素	动脉血压升高抑制VP释放；疼痛和情绪紧张促进VP释放；弱冷刺激使VP分泌减少

3. 醛固酮对尿生成的调节

来源	肾上腺皮质球状带分泌
作用	促进远曲小管和集合管对Na^+的重吸收，同时促进K^+的分泌。Na^+的重吸收增加也带动Cl^-和水的重吸收增加，即保钠、保水和排钾作用
分泌调节	肾素-血管紧张素-醛固酮系统（RAAS）
	全身动脉血压降低、循环血量减少，会通过入球小动脉牵张感受器和致密斑感受器，促进球旁细胞合成释放肾素，后者激活血管紧张素原，使之转变为血管紧张素Ⅰ，后者被血管紧张素转换酶转换成血管紧张素Ⅱ，在氨基肽酶作用下变为血管紧张素Ⅲ。血管紧张素Ⅱ和Ⅲ都可刺激醛固酮的释放
	血Na^+和血K^+浓度
	生理浓度的血Na^+和血K^+可维持醛固酮的基础分泌，血Na^+浓度下降和/或血K^+浓度升高，使醛固酮分泌增加；反之减少。在Na^+和K^+的稳态中具有重要作用

4. 尿生成的神经调节

一般认为肾脏仅受交感神经的支配，通过以下3种方式影响尿生成：①使肾血管收缩，肾血浆流量减少，肾小球毛细血管血压下降，有效滤过压下降，GFR降低；②刺激球旁细胞释放肾素，增加RAAS的活动，进而增强肾小管对NaCl和水的重吸收；③促进近端小管和髓袢对Na^+、Cl^-和水的重吸收。

第五节　尿液的浓缩和稀释

肾髓质渗透浓度梯度形成的机制

部位	小管液中物质的跨膜转运	在形成髓质高渗中的作用
髓袢升支粗段	主动重吸收NaCl	形成外髓部组织间液高渗，是产生髓质高渗的原动力

续表

部位	小管液中物质的跨膜转运	在形成髓质高渗中的作用
远曲小管末端及外髓部集合管	在ADH存在时，水被重吸收	尿素在此段被浓缩，利于其在内髓部集合管进入组织间液
内髓部集合管	尿素扩散至组织间液	形成内髓部组织间液高渗
髓袢降支细段	水进入组织液	小管液中从上而下形成一个逐渐升高的渗透梯度
髓袢升支细段	NaCl扩散至组织液	形成内髓部组织间液更高渗
	尿素进入小管液	尿素再循环（进入小管液后又从内髓部集合管进入组织间液），促进髓质部高渗的形成

第六节　血浆清除率

血浆清除率的概念及测定血浆清除率的意义

血浆清除率指两肾单位时间内完全清除了某物质的血浆毫升数。

测定意义	典型代表	特点	临床意义
测定肾小球滤过率	菊粉	完全从肾小球滤过，不被肾小管和集合管重吸收和分泌	清除率＝GFR
	内生肌酐	全部从肾小球滤过，肾小管少量重吸收，少量分泌	清除率≈GFR
测定肾血浆流量	碘锐特、对氨基马尿酸	经过肾循环1周后可以完全被清除，即在肾动脉有浓度，肾静脉中浓度接近0	清除率＝有效肾血浆流量
判断肾小管对各种物质的重吸收和分泌	尿素和葡萄糖	滤过后部分被重吸收或全部被重吸收	清除率<125 ml/min
	肌酐	肾小管可以分泌	清除率>125 ml/min

第七节　尿液的排放

排尿反射

当膀胱内尿量增加到400～500 ml时，内压超过0.98 kPa，膀胱壁牵张感受器兴奋，冲动经盆神经传至骶髓初级排尿中枢，也向脑干和大脑高位排尿中枢传送，产生尿意。如条件许可，冲动沿盆神经传出，引起膀胱逼尿肌收缩，尿道内括约肌松弛，尿液进入尿道，刺激尿道感受器，经传入神经再次传至初级排尿中枢，加强其活动，并反射性抑制阴部神经的活动，使外括约肌松弛，尿液在膀胱内压驱使下排出体外。尿液对尿道的刺激可进一步反射性地加强排尿中枢活动，是正反馈调节。

📋 考前必刷题

一、选择题

[A型题]

1. 不属于生理排泄物的是
   - A. CO_2和水
   - B. 消化道排出的食物残渣
   - C. 汗液
   - D. 消化道排出的胆色素和无机盐
   - E. 尿液

2. 关于皮质肾单位的叙述，下列不正确的是
   - A. 主要分布于外皮层和中皮层
   - B. 肾血流量的5%～6%进入皮质肾单位
   - C. 入球小动脉的口径比出球小动脉的粗
   - D. 髓襻甚短，只达外髓层
   - E. 出球小动脉分出的毛细血管几乎全部分布于皮质部分肾小管周围

3. 当肾动脉压由120mmHg上升到150mmHg时，肾血流量的变化是
   - A. 明显增加
   - B. 明显减少
   - C. 无明显改变
   - D. 先增加后减少
   - E. 先减少后增加

4. 关于滤过膜的描述，不正确的是
   - A. 由血管内皮细胞、基膜和肾小囊脏层上皮细胞组成
   - B. 基膜对滤过膜的通透性起最重要作用
   - C. 通透性与被滤过物质分子大小有关
   - D. 带正电荷分子更易通过
   - E. 带负电荷分子更易通过

5. 肾小球的滤过作用一般只发生在入球端毛细血管段的主要原因是
   - A. 出球端毛细血管血压过低
   - B. 囊内压逐渐升高
   - C. 毛细血管内晶体渗透压逐渐升高
   - D. 肾小囊内胶体渗透压逐渐升高
   - E. 毛细血管内胶体渗透压逐渐升高

6. 下列情况中，肾小球滤过率基本保持不变的是
   - A. 血浆胶体渗透压降低
   - B. 囊内压升高
   - C. 全身血压轻度降低
   - D. 滤过膜通透性增大
   - E. 有效滤过面积减少

7. 肾炎出现蛋白尿是由于
   - A. 血浆蛋白浓度升高
   - B. 肾小球滤过率增高
   - C. 囊内压降低
   - D. 肾小球毛细血管血压升高
   - E. 滤过膜的糖蛋白减少或消失

8. 某外伤者大出血后血压降低到60/40mmHg，尿量明显减少的原因主要是
   - A. 肾小球毛细血管压降低
   - B. 肾小囊内压升高

C. 肾血浆胶体渗透压增高

D. 滤过膜面积减小

E. 滤过膜通透性降低

9. 关于水的重吸收，下列不正确的是

    A. 水的重吸收是被动的

    B. 近曲小管重吸收水的数量最多

    C. 激素可调节远曲小管对水的重吸收

    D. 激素可调节近曲小管对水的重吸收

    E. 激素可调节集合管对水的重吸收

10. 关于HCO_3^-重吸收的叙述，不正确的是

    A. 主要在近端小管重吸收

    B. 与H^+的分泌有关

    C. HCO_3^-是以CO_2的形式从小管液中转运至小管上皮细胞内的

    D. Cl^-的重吸收率增高会严重影响HCO_3^-的重吸收率

    E. HCO_3^-重吸收需碳酸酐酶的帮助

11. 关于葡萄糖重吸收的叙述，不正确的是

    A. 只有近端小管可以重吸收

    B. 与Na^+的重吸收相耦联

    C. 是一种主动转运过程

    D. 近端小管重吸收葡萄糖能力有一定限度

    E. 正常情况下，近端小管不能将肾小球滤出的糖全部重吸收

12. 关于H^+分泌的描述，不正确的是

    A. 近端小管、远曲小管和集合管均可分泌

    B. 分泌过程与Na^+的重吸收有关

    C. 有利于HCO_3^-的重吸收

    D. 可阻碍NH_3的分泌

    E. 远曲小管和集合管H^+分泌增多时，K^+分泌减少

13. 某慢性低氧血症患者出现代谢性酸中毒和高钾血症，血压正常。该患者血钾增高的原因是

    A. 肾小管K^+-Na^+交换减弱

    B. 肾小管K^+-H^+交换增加

    C. 肾小管Na^+重吸收减少

    D. 肾小球滤过率降低

    E. 近球小管K^+重吸收增多

14. 关于肾小管分泌NH_3的叙述，不正确的是

    A. NH_3与肾小管液中H^+结合形成NH_4^+

    B. NH_3是通过肾小管主动转运而进入小管液的

    C. NH_4^+与肾小管液中Cl^-结合生成NH_4Cl

    D. NH_3分泌对维持酸碱平衡起重要作用

    E. NH_3的分泌能促进$NaHCO_3$的重吸收

15. 正常终尿量占原尿量的

    A. 1%   B. 2%

    C. 5%   D. 10%

    E. 20%

16. 糖尿病患者尿量增多，最有可能的原因是

    A. 肾小球滤过率增加

    B. 渗透性利尿

    C. 水利尿

    D. 血管升压素分泌减少

    E. 醛固酮分泌减少

17. 关于血管升压素合成和释放的叙述，下列正确的是

    A. 在下丘脑视上核、室旁核合成，于神经垂体释放

    B. 在下丘脑视上核、室旁核合成，于腺垂体释放

C. 在下丘脑促垂体区合成，于腺垂体释放

D. 在下丘脑促垂体区合成，于神经垂体释放

E. 由肾上腺皮质球状带释放

18. 血管升压素的作用机制是

　　A. 增加近曲小管对水的通透性

　　B. 提高远曲小管和集合管对水的通透性

　　C. 促进肾小管对Na^+的重吸收

　　D. 减少尿量

　　E. 增加集合管对尿素的通透性

19. 大量出汗时尿量减少，主要是由于

　　A. 血浆晶体渗透压升高，引起ADH分泌

　　B. 血浆晶体渗透压降低，引起ADH分泌

　　C. 交感神经兴奋，引起ADH分泌

　　D. 血容量减少，导致肾小球滤过减少

　　E. 血浆胶体渗透压升高，导致肾小球滤过减少

20. 血容量感受器兴奋可使

　　A. 血管升压素分泌增多

　　B. 血管升压素分泌减少

　　C. 醛固酮分泌增多

　　D. 心房钠尿肽分泌减少

　　E. 血管升压素和醛固酮分泌都增加

21. 血浆中肾素增加，将引起增加的是

　　A. 血浆K^+浓度

　　B. 细胞外液容积

　　C. 血细胞比容

　　D. 血浆胶体渗透压

　　E. 尿量

22. 用狗或家兔做"影响尿生成因素"实验的下列结果中，不正确的是

　　A. 静脉注射1∶10000去甲肾上腺素

0.5ml，尿量增加

　　B. 放血直至血压下降，尿量减少

　　C. 与放血量相等的生理盐水经静脉注入体内，尿量增加

　　D. 静脉注射血管升压素，尿量减少

　　E. 用家兔做实验，静脉注射20%葡萄糖5ml，尿量显著增多

23. 下列情况中尿量不增加的是

　　A. 尿崩症

　　B. 糖尿病

　　C. 交感神经兴奋

　　D. 肾动脉血压升高

　　E. 静脉输入甘露醇

24. 构成内髓质部渗透压梯度的主要溶质是

　　A. 碳酸盐和NaCl

　　B. 尿素和NaCl

　　C. 尿素和葡萄糖

　　D. NaCl和KCl

　　E. KCl和尿素

25. 关于尿液的浓缩与稀释，不正确的是

　　A. 形成髓质高渗梯度的主要环节是髓襻升支粗段对Na^+、Cl^-的主动转运和尿素的再循环

　　B. 渗透梯度的维持有赖于直小血管的逆流交换作用

　　C. 小管液从皮质集合管向乳头方向流动时，由于管外渗透压升高，水分被重吸收而浓缩

　　D. 集合管对水的通透性可以调节，从而可控制尿的浓缩与稀释

　　E. 当集合管对水的通透性增加时，尿液稀释；通透性降低时，尿液浓缩

26. 在肾小管中不被重吸收或分泌的物

质是

A. 葡萄糖　　　　B. 尿素

C. 菊粉　　　　　D. 氨

E. 肌酐

27. 关于排尿反射的叙述，下列不正确的是

A. 感受器位于膀胱壁上

B. 初级中枢位于骶段脊髓

C. 反射过程存在负反馈控制

D. 排尿反射受意识控制

E. 反射过程存在正反馈控制

[X型题]

1. 肾脏分泌的生物活性物质包括

A. 促红细胞生成素　　B. 前列腺素

C. 肾素　　　　　　　D. 儿茶酚胺

E. 1,25-二羟维生素D_3

2. 关于近髓肾单位的描述，正确的是

A. 主要分布在靠近髓质的内皮质层

B. 入球小动脉的口径比出球小动脉的粗

C. 肾小球体积大、髓襻长，可深达内髓质层

D. 出球小动脉可形成U形直小血管

E. 在尿的浓缩和稀释过程中起重要作用

3. 肾小球滤过膜的结构包括

A. 毛细血管内皮细胞

B. 基膜层

C. 肾小囊脏层上皮细胞

D. 肾小囊壁层

E. 肾小管上皮细胞

4. 急性肾小球肾炎引起少尿的原因包括

A. 血浆胶体渗透压升高

B. 囊内压升高

C. 滤过膜的通透性降低

D. 肾小球滤过总面积减小

E. 肾血流量减少

5. 关于近端小管重吸收Na^+的描述，正确的是

A. 小管液中的Na^+被动扩散至小管细胞内

B. 重吸收过程是被动重吸收

C. 水重吸收的主要动力来自Na^+的重吸收

D. Na^+的重吸收为Cl^-重吸收创造了条件

E. 小管细胞管周膜上的Na^+泵主动转运Na^+至组织间隙

6. 对近端肾小管描述，正确的是

A. 吸收的水和溶质数量最大

B. 将小管液中的Na^+基本全部吸收

C. 是重吸收葡萄糖的唯一部位

D. 无泌H^+的功能

E. 此处水的重吸收是一种等渗重吸收，与体内是否缺水无关

7. 引起ADH分泌增多的因素包括

A. 血浆晶体渗透压升高

B. 疼痛和情绪紧张

C. 循环血量减少

D. 循环血量增加

E. 血压降低

8. 下列情况醛固酮分泌增多的是

A. 致密斑兴奋

B. 肾素-血管紧张素活动增强

C. 血Na^+浓度降低，血K^+浓度升高

D. 支配肾脏的交感神经兴奋性降低

E. 循环血量减少

9. 关于醛固酮的叙述，下列正确的是

A. 当循环血量减少时分泌增多

B. 能提高动脉血压

C. 分泌导致尿量减少

D. 是多肽类激素

E. 能促进血管紧张素的合成分泌

10. 有关集合管的描述，正确的是

    A. ADH使集合管对水的通透性增加

    B. 醛固酮可增加集合管对Na^+的重吸收

    C. 集合管可重吸收HCO_3^-

    D. 集合管重吸收Na^+是主动重吸收

    E. 集合管是肾单位的一个组成部分

二、名词解释

1. 肾单位
2. 致密斑
3. 肾血流量自身调节
4. 肾小球滤过率
5. 滤过分数
6. 原尿生成的有效滤过压
7. 肾糖阈
8. 渗透性利尿
9. 球管平衡
10. 血浆清除率

三、填空题

1. 肾单位由_____及与之相连的_____构成，前者由_____和_____组成。

2. 在肾脏，水容易通透而Na^+不容易通透的部位是_____；肾小管被动重吸收Na^+的部位是_____；髓袢升支粗段能主动重吸收_____。

3. 水分在远曲小管和集合管的重吸收是受_____和_____的调节。

4. 盆神经兴奋时，引起逼尿肌_____，尿道内括约肌_____；尿道外括约肌受_____支配，它兴奋时有_____作用。

5. 当脊髓胸腰段受损时，排尿中枢失去_____控制，出现_____。

6. 尿生成包括_____、_____、肾小管和集合管的分泌与排泄三个基本过程。

四、问答题

1. 简述肾脏血液供应的特点是什么？

2. 影响肾小球滤过的因素有哪些？其作用是什么？

3. 简述ADH的生理作用及其分泌的调节。

4. 简述醛固酮的生理作用及其分泌的调节。

5. 简述肾髓质高渗梯度的形成。

6. 静脉注射大量生理盐水、大量饮用清水均引起尿量增多，试分析其原因。

7. 剧烈运动时，尿量如何改变？为什么？

参考答案与解析

一、选择题

[A型题]

1. B。**解析**：生理排泄物包括呼吸器官排出CO_2和少量H_2O；消化道排出的胆色素和无机盐；汗腺排出的部分H_2O、少量NaCl和尿素；尿液排出代谢产物、H_2O和各种无机盐。消化道排出的食物残渣不属于生理排泄物。

2. B。**解析**：皮质肾单位的肾小体位于外、中皮质层；髓袢较短，只达外髓质层；入球小动脉口径是出球小动脉的2倍；出球小动脉形成网状小血管分布于皮质部肾小管周围。肾皮质血流量多，约占肾血流量的94%，外髓质肾血流量分布占肾血流量的5%～6%。

3. C。解析：安静状态下，肾动脉血压在80～160mmHg范围内变动时，肾血流量通过自身调节保持相对稳定。

4. E。解析：滤过膜由血管内皮细胞、基膜、肾小囊脏层上皮细胞组成；基膜较厚，是超滤过的主要屏障；肾小球滤过膜的通透性取决于所通过物质分子质量大小及所带电荷性质，带正电荷的容易滤过，而带负电荷的较难滤过。

5. E。解析：血液从入球小动脉流向出球小动脉时，由于不断生成超滤液，而蛋白质几乎不能滤过，血浆蛋白质浓度会逐渐增加，胶体渗透压也随之升高，使滤过阻力增大，有效滤过压逐渐减小。

6. C。解析：全身动脉血压轻度降低时，因自身调节肾小球毛细血管血压和血流量维持相对恒定，肾小球滤过保持不变。血浆胶体渗透压和囊内压是阻止肾小球滤过的因素，滤过膜是肾小球滤过的结构基础，上述因素改变均会影响肾小球滤过率。

7. E。解析：肾炎时滤过膜各层糖蛋白减少，电学屏障作用减弱，血浆蛋白滤出，出现蛋白尿。

8. A。解析：当动脉血压降到80mmHg以下时，超出自身调节范围，肾小球毛细血管血压将相应下降，有效滤过压降低，肾小球滤过率降低，尿量减少。

9. D。解析：水的重吸收主要靠渗透压差被动进行；近端小管重吸收水量大，且不受神经和体液因素调节；远曲小管和集合管具有重吸收水的能力，且受血管升压素和醛固酮的调节。

10. D。解析：肾小球滤过的HCO_3^-，80%～90%在近端小管被重吸收；HCO_3^-与分泌进入小管腔的H^+在碳酸酐酶作用下结合成H_2CO_3，并迅速分解为CO_2和H_2O，CO_2扩散进入细胞内。Cl^-的重吸收和HCO_3^-没有直接关系。

11. E。解析：葡萄糖的重吸收部位仅限于近端小管，通过管腔膜上的Na^+-葡萄糖同向转运体，以继发性主动转运方式重吸收。近端小管对葡萄糖的重吸收有一定限度，但正常情况下，近端小管可将滤出的葡萄糖全部重吸收。

12. D。解析：近端小管、远端小管和集合管都能分泌H^+，是通过Na^+-H^+交换体继发性主动分泌，且与小管液HCO_3^-重吸收密切相关。肾小管上皮细胞H^+-Na^+交换和K^+-Na^+交换有竞争性抑制作用，H^+分泌增多时，K^+分泌减少。H^+与NH_3结合生成NH_4^+，促进其排出。

13. A。解析：H^+-Na^+交换和K^+-Na^+交换竞争性抑制，该患者代谢性酸中毒，因此H^+分泌增多，K^+分泌减少，出现高血钾。

14. B。解析：NH_3通过被动转运进入小管液中，与H^+结合生成NH_4^+，后者与Cl^-形成NH_4Cl随尿排出，对于维持酸碱平衡发挥重要作用；H^+的分泌可促进$NaHCO_3$的重吸收，因此NH_3分泌促进$NaHCO_3$重吸收。

15. A。解析：成人每天生成的原尿约有180L，每天终尿量只有1.5L左右，排出量占原尿量的1%左右。

16. B。**解析**：糖尿病患者多尿，是由于血糖浓度超过肾糖阈，肾小管不能将滤过的葡萄糖完全重吸收回血，小管液渗透压升高，妨碍了水的重吸收引起多尿，即渗透性利尿。

17. A。**解析**：血管升压素由下丘脑视上核和室旁核的神经细胞合成，沿下丘脑–垂体束的轴突运输到神经垂体储存，并由此释放进入血液循环。

18. B。**解析**：血管升压素的主要作用是提高远曲小管和集合管上皮细胞对水的通透性，从而促进水的重吸收。

19. A。**解析**：机体排出的汗液为低渗液，当机体大量出汗时，血浆晶体渗透压升高，对渗透压感受器刺激增强，ADH释放增多，使尿量减少。

20. B。**解析**：循环血量增多时，心房和胸腔内大静脉处容量感受器被扩张或牵拉刺激而发生兴奋，反射性抑制血管升压素释放。

21. B。**解析**：血浆中肾素增加，启动肾素–血管紧张素–醛固酮系统，醛固酮可促进Na^+的重吸收和K^+的排出，同时促进水的重吸收，因此血浆K^+浓度降低，血浆量增加，细胞外液容积增加，红细胞比容降低，尿量减少。

22. A。**解析**：静脉注射去甲肾上腺素，与血管平滑肌α受体结合，肾血管收缩，尿量减少。放血至血压明显下降时，循环血量减少，ADH和醛固酮合成释放增多，尿量减少。静脉注入生理盐水，血浆胶体渗透压降低，滤过率增加，尿量增加；静脉注射血管升压素，促进水的重吸收，尿量减少；静脉注射20%的葡萄糖，引起渗透性利尿，尿量显著增多。

23. C。**解析**：尿崩症是由于血管升压素缺乏或远曲小管和集合管缺乏血管升压素受体，导致远曲小管和集合管重吸收减少，尿量增加；糖尿病和静脉输入甘露醇均通过渗透性利尿增加尿量；肾动脉血压升高，肾小球滤过增加，尿量增加；交感神经兴奋，肾动脉收缩，尿量减少。

24. B。**解析**：内髓部渗透浓度梯度的形成，与NaCl重吸收和尿素的再循环密切相关。

25. E。**解析**：当远曲小管和集合管对水的通透性增加时，水被重吸收，集合管内的水分减少，尿液浓缩；通透性降低时，水重吸收减少，集合管内水分增加，尿液稀释。

26. C。**解析**：葡萄糖滤过后全部被重吸收，尿素滤过后部分被重吸收，菊粉滤过后不被重吸收，氨可在远曲小管和集合管分泌，肌酐自由滤过后少量被重吸收，近曲小管可少量分泌。

27. C。**解析**：排尿反射感受器为膀胱壁牵张感受器，初级中枢位于脊髓骶段，大脑皮层等高位排尿中枢对于初级排尿中枢有易化和抑制作用，所以排尿反射受意识控制。反射过程存在正反馈，而非负反馈。

[X型题]

1. ABCE。**解析**：肾脏可合成和释放肾素、促红细胞生成素和前列腺素；肾的

1α-羟化酶可使25-羟维生素D_3转化成1,25-二羟维生素D_3。儿茶酚胺由肾上腺髓质合成释放。

2. ACDE。**解析**：近髓肾单位肾小体位于靠近髓质的内皮质层，肾小球体积较大，髓襻长、可达内髓质层，入球小动脉和出球小动脉口径相似；出球小动脉形成U形直小血管，在尿的浓缩和稀释过程中发挥重要作用。

3. ABC。**解析**：肾小球滤过膜由血管内皮细胞、基膜和肾小囊脏层上皮细胞组成。

4. CD。**解析**：急性肾小球肾炎，滤过膜机械屏障作用增加，通透性降低，滤过率下降；肾小球毛细血管管腔狭窄或完全阻塞，有效滤过面积减少，滤过率降低，造成少尿。

5. ACDE。**解析**：近端小管前半段，小管液中的Na^+顺电化学梯度进入细胞内，进入细胞内的Na^+被上皮细胞管周膜上钠泵主动转入细胞间隙，不是被动重吸收。由于Na^+重吸收，使组织液渗透压升高，在渗透压差驱动下，促进水重吸收，使小管液中Cl^-浓度高于组织间液，Cl^-通过旁细胞途径重吸收。

6. ACE。**解析**：近端小管的重吸收能力最强，重吸收65%～70%的Na^+、Cl^-和水，为等渗性重吸收，与体内是否缺水无关；葡萄糖的重吸收部位仅限于近端小管，且近端小管分泌H^+的能力最强。

7. ABCE。**解析**：血浆晶体渗透压升高和循环血量减少是促进ADH合成释放增多的主要因素；动脉血压降低，ADH释放量增加，疼痛和情绪紧张可促进ADH合成释放。

8. ABCE。**解析**：醛固酮分泌主要受肾素-血管紧张素系统和血K^+、血Na^+浓度调节。循环血量减少激活牵张感受器、致密斑感受器兴奋、交感神经兴奋均可促进肾素合成释放增多，激活肾素-血管紧张素系统，促进醛固酮合成释放。血K^+浓度升高或血Na^+浓度降低时，可直接刺激肾上腺皮质球状带，使醛固酮合成分泌增加。

9. ABC。**解析**：当循环血量减少时，肾素合成释放增加，启动肾素-血管紧张素-醛固酮系统，醛固酮分泌增多，可促进远曲小管和集合管对Na^+的重吸收，影响水的重吸收，导致尿量减少，循环血量增加，动脉血压升高。醛固酮是类固醇激素，不是多肽类激素。

10. ABCD。**解析**：肾单位由肾小体和肾小管组成，集合管不是肾单位的组成部分。ADH可提高远曲小管和集合管对水的通透性，醛固酮可促进远曲小管和集合管对Na^+的重吸收和对K^+的分泌排泄；集合管可重吸收少量HCO_3^-，主动重吸收Na^+。

二、名词解释

1. 肾单位是尿生成的基本功能单位，由肾小体和肾小管构成。

2. 远曲小管起始部高柱状上皮细胞，呈现斑状隆起，称为致密斑，主要感受小管液中Na^+量，调节肾素释放。

3. 安静状态下，肾动脉血压在80～160mmHg范围内变动时，肾血流量保持相对稳定，在去除神经或离体的肾中仍然存在，是肾血流量的自身调节。

4. 单位时间内（每分钟）两肾生成的超滤液量称为肾小球滤过率，健康成年人GFR大约125ml/min左右。

5. 肾小球滤过率与肾血浆流量的比值称为滤过分数，正常值约19%左右。

6. 有效滤过压是肾小球滤过的动力，有效滤过压=肾小球毛细血管血压–（血浆胶体渗透压+肾小囊内压）。

7. 近端小管对葡萄糖的重吸收有一定限度，当血糖浓度达到180mg/100ml时，肾小管对葡萄糖的吸收已达到极限，尿中开始出现葡萄糖，此时的血糖浓度称为肾糖阈。

8. 由于渗透压升高而对抗肾小管重吸收水分引起的尿量增多现象，称为渗透性利尿。

9. 近端小管对Na^+和水的重吸收率始终占肾小球滤过率的65%～70%，称为球–管平衡。

10. 血浆清除率是指两侧肾脏在单位时间内能将多少毫升血浆中所含的某物质完全清除出去，这个被完全清除了该物质的血浆毫升数即该物质的血浆清除率，反映肾脏对该物质的清除能力。

三、填空题

1. 肾小体　肾小管　肾小球　肾小囊

2. 髓襻降支细段　髓襻升支细段　Cl^-

3. 醛固酮　抗利尿激素（或ADH）

4. 收缩　舒张　阴部神经（或躯体神经）　阻止排尿

5. 高级中枢（或大脑皮层）　尿失禁

6. 肾小球滤过　肾小管重吸收

四、问答题

1. ①血液供应丰富但不均匀。②两次形成毛细血管网，入球小动脉分支成肾小球毛细血管网，压力较高，利于肾小球滤过，然后汇集成出球小动脉；出球小动脉分支形成肾小管周围毛细血管网，血压较低，利于肾小管重吸收，最后汇聚成静脉。③当全身动脉血压在80～160mmHg范围内变动时，肾血流量可通过自身调节保持相对恒定。

2. ①滤过膜的通透性和面积，如滤过膜机械屏障作用增加或面积减小，滤过减少。②有效滤过压，动脉血压降到80mmHg以下时，肾小球毛细血管血压降低，滤过率减少；血浆胶体渗透压降低，肾小球滤过率增加；肾小囊内压升高时，肾小球滤过率减少。③肾血浆流量增加，滤过率增加。

3. ADH的作用是提高远曲小管和集合管对水的通透性，促进水的重吸收，使尿液浓缩，尿量减少。调节ADH释放的有效刺激主要是血浆晶体渗透压、循环血量以及动脉血压的改变。血浆晶体渗透压升高，对渗透压感受器刺激增强，ADH释放增多；循环血量增多时，容量感受器兴奋，抑制ADH合成释放；动脉血压升高，抑制ADH合成释放。

4. 醛固酮主要作用是促进远曲小管和集合管对Na^+的主动重吸收，也促进K^+的分泌。Na^+的主动重吸收也带动Cl^-和水的重吸收增加。醛固酮的分泌主要受肾素-血管紧张素-醛固酮系统以及血K^+、血Na^+浓度等因素调节。血压降低、血容量减少可引起肾素释放增加，激活血浆中的血管紧张素原，使之转变为血管紧张素 I，后者在血浆和组织中的血管紧张素转换酶作用下生成血管紧张素 II，血管紧张素 II 在氨基肽酶作用下转变为血管紧张素 III。血管紧张素 II 和 III 均有刺激肾上腺皮质分泌醛固酮的作用。

5. 髓质高渗梯度的形成与近髓肾单位各段肾小管对水、NaCl和尿素的通透性不同有关。髓襻升支粗段对NaCl主动重吸收，而对水不易通透，是形成外髓部高渗梯度的原因，也是髓质高渗梯度形成的始动因素；内髓部高渗梯度主要是由内髓集合管扩散出来的尿素和由髓襻升支细段扩散出来的NaCl共同形成的。

6. 静脉注射大量生理盐水，血浆胶体渗透压降低，有效滤过压升高，滤过增多，尿量增多；循环血量增加，容量感受器兴奋，ADH分泌减少，重吸收减少。大量饮用清水使血液稀释，循环血量增加，血浆晶体渗透压和胶体渗透压都降低。循环血量增加和血浆晶体渗透压降低均引起ADH释放减少，导致尿量增多；血浆胶体渗透压降低使肾小球有效滤过压升高，滤过增加，尿量也增多；循环血量增多通过肾素-血管紧张素-醛固酮系统，使醛固酮分泌减少，也是尿量增多的有关因素。

7. 剧烈运动时，尿量减少。交感神经兴奋，肾小动脉收缩，肾血流量减少；肾上腺素和去甲肾上腺素分泌增加，肾血管收缩。上述因素均导致肾小球滤过率减小，尿量减少。同时，大量出汗，ADH分泌增多，交感神经兴奋激活肾素-血管紧张素-醛固酮系统，均导致重吸收增多，尿量减少。

第九章 感觉器官

第一节 概述

感受器与感觉器官

感受器是指分布在体表或各种组织内部，能够感受机体内、外环境变化的特殊结构或装置，其功能是接受刺激并将刺激转换成神经冲动。一些感受器是高度分化的感受细胞，这些感受细胞连同它们的附属结构，构成感觉器官。

分类依据	感受器分类
感受器所分布的部位	外感受器和内感受器
感受器所接受刺激的性质	温度感受器、机械感受器、电磁感受器、化学感受器

第二节 视觉器官

1. 眼折光功能的调节

正常眼在安静时，正好能使6m以外物体成像于视网膜上，这一距离称为远点。若看近物，只有通过适当增加折光系统的折光力才能使物像落在视网膜上，称为眼的视近调节。其调节途径有以下3种。

（1）晶状体的调节：视近物时眼的调节主要是通过晶状体变凸，特别是前表面变凸更为明显，使折光能力增强。其调节过程为：物像落于视网膜后→反射性地引起睫状肌收缩→睫状体向前移动→连于晶状体囊的悬韧带松弛→晶状体由于其自身弹性变凸→折光力增大→物像落在视网膜上。

通常把人眼充分调节后所能看清物体的最近距离称为近点，它代表晶状体曲率半径变化的最大能力，晶状体弹性越好，近点越近。随年龄增加，晶状体弹性减退，看近物时眼的调节能力下降，近点变远，称为老视，视近物时应戴凸透镜予以矫正。

（2）瞳孔的调节：瞳孔的大小可以调节进入眼的光线量。

瞳孔的调节	概念	意义
瞳孔调节反射（瞳孔近反射）	指看近物时，反射性地引起双侧瞳孔缩小	减少进入眼内的光线量和减少折光系统的球面像差和色像差，使视网膜上成像更清晰
瞳孔对光反射	瞳孔大小随照射视网膜光线强弱出现改变，强光照射瞳孔缩小，弱光下瞳孔扩大	具有双侧效应（即光照一侧眼时，双侧瞳孔同时缩小）；协助诊断

（3）眼球会聚：当双眼视近物时，发生两眼的眼球内收及视轴同时向鼻侧聚拢的现象，称为眼球会聚。目的是使双眼近处物象能落在两眼视网膜相称点上，产生单一清晰视觉而避免复视。

2. 眼折光功能异常

如果眼的折光能力异常，或眼球形态异常，使平行光线不能在视网膜上形成清晰的像，则称为非正视眼，包括近视、远视和散光。

屈光不正	原因	特点	矫正
近视	眼球前后径过长或折光系统折光力过强所致，远物发出的平行光线被聚焦成像在视网膜前	近点比正视眼近；看远物需要调节，看近物眼不需调节或只需较小程度调节	宜选凹透镜
远视	多因眼球前后径过短或折光系统折光力过弱，来自远物的平行光线聚焦在视网膜后方	近点较正视眼远；看近物或远物都需进行调节	宜选凸透镜
散光	由于眼的角膜表面不呈正球面，即角膜表面不同方位的曲率半径不相等，各点的平行光线不能同时聚焦于视网膜上	视网膜上成像不清或产生物像变形	宜选圆柱形透镜

3. 视网膜的两种感光换能系统

	视杆系统	视锥系统
组成细胞	视杆细胞为主	视锥细胞为主
特点	①对光敏感度高，专司暗光觉（又称晚光觉系统）；②对物体细微结构分辨能力差；③视物无色觉，只能区分明暗	①对光敏感度低，专司昼光觉（又称昼光觉系统）；②对物体细微结构有高度分辨能力；③视物时可辨别颜色

续表

	视杆系统	视锥系统
感光色素	视紫红质：由视蛋白和11－顺视黄醛组成	对红、绿、蓝3种光敏感的感光色素
异常	当机体缺乏维生素A时，将导致视紫红质合成障碍，影响暗视觉，引起夜盲症	因遗传因素，视网膜乏相对应的视锥细胞，对三原色中某种颜色缺乏辨别能力，称为色盲

注：视紫红质在光照下分解，在暗处又重新合成，在其分解和合成过程中，部分视黄醛被消耗，必须靠血液中的维生素A补充。

4. 常用视觉功能的检测

	含义	说明
视力	指眼能分辨两点间最小距离的能力，又称视敏度	检查视力使用视力表，它以两个光点形成的最小视角的倒数来表示。正常人的视力为1.0，相当于1分角的视角
视野	单眼固定注视正前方一点时，该眼所能看到的空间范围	不同颜色的视野范围大小顺序如下：白色>蓝色>红色>绿色。正常视野图中，颞侧视野>鼻侧视野；下侧视野>上侧视野
视网膜电图	视网膜在光照时产生的综合电位变化	可以反映全视网膜的功能
房水循环和眼内压	房水是眼折光系统的一个组成部分；眼内压是指眼球内的眼内液的压力	房水循环对于维持眼内压稳定起重要作用；眼内压相对稳定对于保持眼球，特别是角膜的正常形状和眼的正常折光能力有重要意义

第三节　听觉器官

1. 人耳的听阈

人耳能感受到的振动频率范围为20 ~ 20000 Hz，最敏感的频率在1000 ~ 3000 Hz之间。对于每一种频率的声波，都有一个刚能引起听觉的最小强度，称为听阈。

2. 声波传入内耳的途径

	途径	特点
气传导	声波经外耳道引起鼓膜振动→听骨链和卵圆窗膜→耳蜗；听骨链运动障碍时，气传导可表现为鼓膜振动→鼓室内空气振动→圆窗膜→耳蜗	是声波传导的主要途径
骨传导	声波直接引起颅骨振动，再引起位于颞骨骨质中的耳蜗内淋巴振动	骨传导的敏感性比气传导低得多，对于正常听觉作用甚微

第四节　前庭器官

1. 前庭器官的感受装置和适宜刺激

前庭器官在内耳迷路中，包括椭圆囊、球囊和3个半规管，是机体对自身运动状态和头部在空间位置的感受器。

前庭器官的感受细胞是毛细胞，毛细胞的适宜刺激是与纤毛的生长平面平行的机械力作用；半规管的感受器是壶腹嵴，适宜刺激是身体旋转变速运动；椭圆囊和球囊的感受器是囊斑，适宜刺激是直线加速度运动。

2. 前庭反应

如果前庭器官受到过强或过长时间刺激或前庭器官过度敏感时，常会引起恶心、呕吐、眩晕、皮肤苍白等现象，称为前庭自主神经反应，严重时可导致晕船、晕车和航空病。

📋 考前必刷题

一、选择题

[A型题]

1. 当刺激感受器时，刺激仍在进行，但传入神经冲动频率已开始下降，此现象称为
   A. 传导阻滞　　　　B. 衰减性传导
   C. 疲劳　　　　　　D. 适应
   E. 消除

2. 感觉适应较快的感受器是
   A. 皮肤痛觉感受器
   B. 皮肤触觉感受器
   C. 肌肉牵张反射感受器
   D. 颈动脉窦压力感觉器
   E. 颈动脉体化学感受器

3. 在眼的折光系统中，折射最强的是
   A. 角膜　　　　　　B. 房水
   C. 晶状体　　　　　D. 玻璃体
   E. 视网膜

4. 瞳孔对光反射的中枢在
   A. 延髓　　　　　　B. 脑桥
   C. 丘脑　　　　　　D. 大脑皮层
   E. 中脑

5. 关于近视眼的叙述，正确的是
   A. 近点变近，远点不变
   B. 近点和远点都变近
   C. 近点不变，远点变近
   D. 近点变近，远点变远
   E. 近点和远点都变远

6. 用圆柱形透镜矫正的屈光不正是
   A. 近视　　　　B. 远视
   C. 散光　　　　D. 老视
   E. 远视和老视

7. 视远物和近物都需要进行调节的是
   A. 远视眼　　　B. 近视眼
   C. 正视眼　　　D. 老视眼
   E. 远视眼和老视眼

8. 视杆细胞的感光色素是
   A. 视紫红质　　　B. 视黄醛
   C. 视蛋白　　　　D. 全反视黄醛
   E. 维生素A（视黄醇）

9. 色弱是由于
   A. 缺乏某种视锥细胞
   B. 视杆细胞的反应能力弱
   C. 视锥细胞反应能力弱
   D. 缺乏视杆细胞
   E. 视紫红质合成减少

10. 听觉感受器位于
    A. 耳蜗　　　　B. 前庭器官
    C. 外耳　　　　D. 中耳
    E. 鼓膜

11. 正常人对声音频率的可听范围是
    A. 20～20000 Hz
    B. 100～6000 Hz
    C. 1000～3000 Hz
    D. 1000～10000 Hz
    E. 100～300Hz

12. 飞机升降时，做吞咽动作有助于平衡

   A. 中耳与内耳的压力
   B. 圆窗内外的压力
   C. 基底膜两侧的压力
   D. 鼓室与大气间的压力
   E. 外耳与中耳的压力

13. 椭圆囊和球囊的适宜刺激是
   A. 身体旋转运动
   B. 直线加速运动
   C. 头部和躯干直线正负加速运动
   D. 正负角加速运动
   E. 旋转变速运动

[X型题]

1. 眼的视近调节反应有
   A. 晶状体变凸　　　B. 瞳孔缩小
   C. 晶状体折光力增强　D. 视轴会聚
   E. 瞳孔散大

2. 远视眼主要因为
   A. 眼球的前后径过短
   B. 眼球的前后径过长
   C. 曲率半径不同
   D. 折光系统的折光力过弱
   E. 折光系统的折光力过强

3. 双眼视觉的特点是
   A. 扩大视野
   B. 形成立体视觉
   C. 弥补单眼视野中的盲点
   D. 有利于判断物体的距离
   E. 对物体大小的判断不准确

4. 关于半规管的叙述，正确的是
   A. 感受声波刺激
   B. 感受旋转变速运动
   C. 感受器在螺旋器
   D. 感受器在壶腹嵴
   E. 感受压力刺激

5. 乘电梯突然上升，人发生屈腿反应的感受器是

A. 半规管

B. 椭圆囊

C. 螺旋器

D. 肌肉关节中本体感受器

E. 球囊

6. 关于耳，描述正确的是

A. 平衡器官　　　B. 位置觉器官

C. 集音器官　　　D. 传音器官

E. 听觉器官

二、名词解释

1. 感受器
2. 近点
3. 老视
4. 近视
5. 远视
6. 散光
7. 视力
8. 视野

三、填空题

1. 正常眼在安静时，正好能使6m以外物体成像于视网膜上，这一距离称为_____。

2. 视网膜上有3种不同的_____细胞，分别含有对_____、_____、_____3种光敏感的感光色素，故有辨别颜色的能力。

四、问答题

1. 试述正常人看近物时眼的调节过程及其生理意义。

2. 简述视网膜上两种感光细胞的分布和功能特点。

3. 为什么缺乏维生素A会发生夜盲症？

4. 简述声音传入内耳的途径。

5. 简述听觉产生的过程。

参考答案与解析

一、选择题

[A型题]

1. D。解析：当刺激强度和频率持续不变，作用于同一感受器时，其感觉神经纤维上产生的动作电位频率将随着刺激作用时间延长而逐渐减少，称为感受器的适应现象。衰减性传导是指随着传播距离的增加，电位振幅逐渐减小。适应并非疲劳，因为对某一刺激产生适应之后，增加此刺激的强度又可引起传入冲动的增加，疲劳时增加刺激强度，传入冲动并不增加。

2. B。解析：感受器分为快适应感受器和慢适应感受器。皮肤触觉感受器为快适应感受器，适于传递快速变化信息，利于感受器再次接受新的刺激；慢适应感受器，适于检测体内外环境变化，随时调整机体活动，维持稳态和对危险信号保持警觉，如痛觉感受器、肌梭、压力感受器和化学感受器等。

3. A。解析：眼的折光系统由角膜、房水、晶状体和玻璃体组成，当光线由空气进入一个单球面的折光体时，入射光线的折射主要发生在角膜的前面。

4. E。解析：瞳孔对光反射的感受器是视网膜，反射中枢在中脑，传出神经是双侧动眼神经中的副交感神经纤维，效应器是瞳孔括约肌。

5. B。解析：近视眼多数因眼球前后径过长或折光能力过强所致。近视眼的折光能力过强，近点远点距离均变近。

6. C。**解析：** 散光是由于角膜表面不同方位的曲率半径不同，各点的平行线不能同时聚集于视网膜上，使视网膜上成像不清或产生物像变形，用圆柱形透镜可在曲率半径过大的方向上增加折光能力。

7. A。**解析：** 远视眼多因眼球前后径过短或折光系统的折光能力过弱，来自远物的平行光线聚焦在视网膜后方所致，看远物时需要调节才能使入眼的光线聚焦于视网膜上，看近物时需要进行更大的调节才能看清近物。老视眼是由于随着年龄增加，晶状体弹性减弱，看近物时眼的调节能力下降，近点变远，在视近物时必须戴上适当屈光度的凸透镜。近视眼看近物时，眼不需进行调节或只需进行较小程度的调节。

8. A。**解析：** 视杆细胞所含的感光色素是视紫红质，由视蛋白和11-顺视黄醛组成。在光照下，视紫红质迅速分解成视蛋白和全反视黄醛；在暗处视物时，又重新合成视紫红质。

9. C。**解析：** 色弱是指视锥细胞对三原色反应能力降低；视网膜缺乏相应视锥细胞，对三原色中某种颜色缺乏辨别能力称为色盲。

10. A。**解析：** 内耳包括耳蜗和前庭器官。耳蜗为听觉感受器官，前庭器官为平衡感觉器官。

11. A。**解析：** 人耳能感受的声波振动频率范围在20～20000Hz，最敏感的频率在1000～3000Hz。

12. D。**解析：** 咽鼓管是连接鼓室和鼻咽部之间的通道，其在鼻咽部的开口常处于闭合状态，只在吞咽、打哈欠时开放。咽鼓管的主要功能是调节鼓室内压力，使之与外界大气压保持平衡，维持鼓膜正常的位置、形状和振动性能。

13. B。**解析：** 椭圆囊和球囊的适宜刺激是直线加速运动，身体旋转变速运动是半规管的适宜刺激。

[X型题]

1. ABCD。**解析：** 在看近物时，由于物距小，像距就要加长，因此不可能在视网膜上形成清晰的物像，只有通过适当增加折光力才能使物像落在视网膜上，即眼的视近调节，包括晶状体变凸使其折光能力增强、反射性引起双侧瞳孔缩小、两眼的眼球内收及视轴同时向鼻侧聚拢（眼球会聚）。

2. AD。**解析：** 远视眼多因眼球前后径过短或折光系统的折光能力过弱，来自远物的平行光线聚焦在视网膜后方所致。

3. ABCD。**解析：** 双眼视觉的优点：扩大单眼视觉的视野，弥补单眼视野中的盲点，增强判断物体大小和距离的准确性，形成立体视觉。

4. BD。**解析：** 半规管主要是感受身体旋转变速运动，其感受毛细胞位于壶腹嵴内。

5. BE。**解析：** 电梯突然上升，是直线加速运动，感受器是椭圆囊和球囊。

6. ABCDE。**解析：** 耳包括外耳、中耳、内耳三部分。外耳的耳郭有"集音"作用；中耳将空气中声波振动的能量传递到内耳淋巴液；内耳包括耳蜗和前庭器官，耳蜗是听觉感受器官，具有传音和感音功能，前庭器官是人体对自身运动状态和头部在空间位置的感受器，以维持身体正常姿势和平衡。

二、名词解释

1. 感受器是指分布在体表或组织内部，能感受机体内、外环境变化的特殊结构或装置。

2. 眼作充分调节时能看清物体的最近距离，称为近点，它代表晶状体曲率半径变化的最大能力。

3. 老年人晶状体弹性减弱，看近物时眼的调节能力减弱，近点变远，称为老视。

4. 因眼球前后径过长或折光系统折光力过强，使平行光线聚焦在视网膜之前，近点及远点均较近的折光功能异常称为近视。

5. 因眼球前后径过短或折光系统的折光能力过弱，来自远物的平行光线聚焦在视网膜之后，近点较远，远点较近的折光异常称为远视。

6. 由于折光面不同方位的曲率半径不同，平行光线不能同时聚焦，使物象变形而视物不清，称为散光。

7. 眼能分辨两点间最小距离的能力称为视力，又称视敏度。

8. 单眼固定注视正前方一点时所能看到的空间范围称为视野。

三、填空题

1. 远点
2. 视锥　红　绿　蓝

四、问答题

1. 视近调节有3种途径：①晶状体调节，视近物时反射性引起睫状肌收缩，导致连于晶状体囊的悬韧带松弛，晶状体变凸，折光力增强；②瞳孔调节，视近物时，经副交感神经传出使瞳孔括约肌收缩，瞳孔缩小，减少近光系统的球面像差和色像差，使成像更清晰；③眼球会聚，视近物时发生两眼眼球内收及视轴同时向鼻侧聚拢，使物象落在两眼视网膜相称点上，形成单一清晰视觉。

2. 视网膜含视杆细胞和视锥细胞两种感光细胞。视杆细胞数目较多，多分布在视网膜外周部，感受弱光，无色觉，只能区分明暗，对物体细微结构的分辨能力差；视锥细胞数目较少，多分布在视网膜的中心部及周围，感受昼光和可以辨别颜色，对物体细微结构分辨能力强。

3. 维生素A是合成视紫红质的物质基础，视紫红质是弱光下视觉的感光色素。视紫红质在亮处分解，暗处合成，在其分解和合成过程中，有一部分构成视紫红质的视黄醛被消耗，必须靠血液中的维生素A补充。若缺乏维生素A，视紫红质合成障碍，影响暗视觉，暗适应下降，在暗光及夜间不能见物，引起夜盲症。

4. 声波可通过气传导和骨传导两条途径传入内耳，正常以气传导为主。①气传导：声波经外耳道引起鼓膜振动，再经听骨链和卵圆窗膜传入耳蜗。此外，鼓膜振动可引起鼓室内空气振动，再经圆窗膜的振动传入内耳。②骨传导：声波直接引起颅骨振动，再引起位于颞骨骨质中的耳蜗内淋巴振动。

5. 声波经外耳道，引起鼓膜振动，经听骨链传递作用于卵圆窗，引起前庭阶外淋巴振动，鼓室空气的振动，使蜗管中内淋巴振动，引起基底膜振动；基底膜振动以行波方式，沿基底膜向耳蜗顶部方向传播。人耳能听到声波频率20～20000Hz，不同声音频率的声波引起基底膜振幅最大部分不同。声频越低，基底膜振动幅度最大部位越靠近蜗顶；声频越高，最大振幅的部位越靠近镫骨底处。因此，基底膜振幅最大部位的毛细胞会受到最大刺激而兴奋，冲动沿听神经传至听觉中枢，产生听觉。

第十章　神经系统

第一节　神经系统的基本结构与功能

1. 神经元的结构与功能

结构	功能
胞体	合成物质、接受信息与整合信息
树突	接受其他神经元传来的信息，传向胞体
轴突	传导神经冲动，轴浆流动实现物质运输

2. 神经纤维传导兴奋的特征

特征	具体内容
生理完整性	结构保持完整（神经纤维受损伤或被切断，则不能传导）；功能保持正常（局部受麻醉、神经毒、冷冻或压迫等因素作用，也不能传导冲动）
绝缘性	各条神经纤维同时进行兴奋传导时互不干扰
双向传导性	动作电位沿神经纤维同时向两端传导；完整条件下，往往由树突或胞体向轴突传导
相对不疲劳性	相对化学突触传递而言，神经纤维的兴奋传导不易产生疲劳

3. 神经纤维的传导速度

相关因素	说明
纤维粗细	神经纤维越粗，传导速度越快
髓鞘的厚薄	有髓纤维传导速度比无髓纤维快
温度	一定范围内温度升高，可使传导速度加快；相反，温度降低则传导速度减慢

4. 神经胶质细胞

功能	说明
支持、绝缘和屏障作用	①充填于神经元及其突起间的空隙内，构成网架，支持神经元；②分隔神经元，起绝缘作用，避免神经元电活动的相互干扰；③可参与构成血－脑屏障
修复与再生作用	胶质细胞具有分裂的能力，可填补神经元死亡造成的缺损
物质代谢和营养性作用	①对神经元摄取营养物质与排出代谢产物起重要作用；②产生神经营养性因子，维持神经元的生长、发育和生存
维持神经元正常活动	星形胶质细胞通过膜上的钠泵可摄取细胞外过多的K^+
参与神经递质及生物活性物质的代谢	通过对神经递质或生物活性物质的摄取、合成与分泌，发挥对神经元功能活动的调节

第二节　突触传递

1. 突触的结构及分类

（1）突触的分类

分类		结构	特点	常见部位
化学性突触	定向突触	由突触前膜、突触间隙、突触后膜三部分组成	①突触前神经元突起末梢形成突触小体，内含突触小泡；②突触后膜上有特异性受体或化学门控通道	经典的突触和神经－骨骼肌接头
	非定向突触	前神经元轴突末梢分支上布满曲张体，内含装有递质的囊泡	①无特化的突触前膜和突触后膜结构；②递质扩散距离较远；③一个曲张体释放的递质可作用于较多的突触后成分；④效应产生与否取决于受体有无	神经－心肌接头和神经－平滑肌接头
电突触		缝隙连接，连接处细胞膜不增厚，无突触囊泡存在；两侧膜上有沟通两细胞胞质的水相通道	①低电阻；②兴奋传递快；③双向性传递，促进神经元同步化活动	中枢神经系统和视网膜中

（2）经典突触的基本结构

结构	说明
突触前膜	突触前神经元突起末梢的膜，末梢的轴浆含有囊泡，其内含有高浓度的神经递质
突触间隙	宽约20 nm，充满细胞外液
突触后膜	与突触前膜相对应的另一个神经元的膜，含有能与神经递质结合的受体

（3）经典突触的分类

分类依据	具体分类
接触部位	常见的有轴突–胞体、轴突–树突、轴突–轴突3种类型
突触对后神经元功能活动影响	兴奋性突触与抑制性突触

2. 定向突触传递的过程

定向突触传递经历复杂的突触前和突触后过程，是一个电－化学－电的过程，即突触前神经元的生物电活动，通过诱发突触前轴突末梢化学递质的释放，最终导致突触后神经元的电活动变化。

（1）突触传递的基本过程

突触前过程	突触后过程
突触前神经元兴奋，动作电位传导至轴突末梢，使突触前膜去极化 ↓ 突触前膜Ca^{2+}通道开放 ↓ Ca^{2+}内流进入突触前膜 ↓ 突触小泡前移，与前膜接触、融合 ↓ 小泡内递质以胞裂外排方式释放入突触间隙	从间隙扩散至突触后膜的递质作用于后膜的特异受体或化学门控通道 ↓ 突触后膜离子通道开放或关闭，引起跨膜离子活动改变 ↓ 突触后膜的膜电位发生变化 ↓ 突触后神经元兴奋性改变（兴奋或抑制）

（2）突触后神经元的电活动

	兴奋性突触后电位（EPSP）	抑制性突触后电位（IPSP）
突触前神经元	兴奋性神经元	抑制性神经元
递质	兴奋性递质	抑制性递质
突触后膜离子流	Na^+内流（为主）和K^+外流	Cl^-内流
突触后膜电位变化	减小（去极化）	增大（超极化）
结果	突触后神经元容易产生动作电位（兴奋）	突触后神经元难以产生动作电位（抑制）

（3）神经 – 骨骼肌接头的兴奋传递

结构	接头前膜、接头间隙（15～50 nm）和接头后膜（又称终板膜，膜上分布有N_2型ACh受体阳离子通道）
兴奋传递过程	接头前膜去极化→电压门控式Ca^{2+}通道开放→Ca^{2+}进入轴突末梢→囊泡向前膜靠近融合，胞裂外排释放ACh→ACh与N_2型ACh受体阳离子通道结合→通道开放，出现Na^+内流（为主）和K^+外流，产生终板电位→终板电位总和，肌细胞兴奋
兴奋传递特点	①终板电位没有全或无的特性；②终板电位无不应期，有总和现象；③终板电位以电紧张形式扩布；④神经 – 骨骼肌接头兴奋传递是1：1关系
影响因素	肉毒杆菌毒素、川棟素抑制ACh释放；美洲箭毒和α–银环蛇毒可阻断N_2型ACh受体；新斯的明可增加接头处ACh浓度

3. 外周神经递质

神经递质是指由突触前神经元合成、释放，能特异性作用于突触后膜受体，并产生突触后电位的信息传递物质。

外周神经递质	分布
乙酰胆碱（ACh）	①全部交感和副交感神经的节前纤维；②绝大部分副交感神经的节后纤维；③交感神经的小部分节后纤维（如支配汗腺及骨骼肌的舒血管纤维）；④躯体运动神经末梢
去甲肾上腺素（NE）	大部分交感神经节后纤维
肽类递质	外周神经组织、消化道、心血管、呼吸道、泌尿道和其他器官

4. 胆碱能受体

受体是指细胞膜或细胞内能与某些化学物质发生特异性结合并诱发生物效应的功能蛋白。能与受体特异性结合并产生生物效应的化学物质称为激动剂；能与受体特异性结合，但不产生生物效应的化学物质称为拮抗剂。

	毒蕈碱受体（M受体）	烟碱受体（N受体）
亚型	M_1、M_2、M_3、M_4与M_5	神经元型N受体（N_1），肌肉型N受体（N_2）
周围分布	大多数副交感节后纤维支配的效应器以及部分交感节后纤维支配的汗腺、骨骼肌血管壁	N_1受体：自主神经节的突触后膜 N_2受体：神经 – 骨骼肌接头的终板膜
效应及作用	自主神经节后胆碱能纤维兴奋的效应，心脏活动的抑制、支气管与胃肠道平滑肌的收缩、膀胱逼尿肌和瞳孔括约肌的收缩、消化腺与汗腺的分泌、骨骼肌血管的舒张	N_1受体：节后神经元兴奋 N_2受体：骨骼肌兴奋
阻断剂	阿托品	N_1受体：六烃季铵；N_2受体：十烃季铵 N受体：筒箭毒碱

5. 肾上腺素能受体

	α 受体	β 受体
亚型	α_1、α_2	β_1、β_2、β_3
周围分布	α_1受体：肾上腺素能神经所支配的效应器细胞膜，主要是平滑肌；α_2受体：肾上腺素能纤维末梢的突触前膜	β_1受体：心脏组织 β_2受体：平滑肌 β_3受体：脂肪组织
效应及作用	α_1受体产生的平滑肌效应主要是兴奋性，包括血管收缩（尤其是皮肤、胃肠与肾脏等内脏血管）、子宫收缩和扩瞳肌收缩等	β_1受体效应主要是心脏兴奋性 β_2受体效应主要是抑制性，包括支气管、胃肠道、子宫以及血管（冠状动脉、骨骼肌血管）等平滑肌的舒张
配体	去甲肾上腺素对α受体的作用较强	异丙肾上腺素主要对β受体有强烈作用
	肾上腺素对α和β受体的作用都强	
阻断剂	α_1受体：哌唑嗪；α_2受体：育亨宾 α受体：酚妥拉明	β_1受体：阿替洛尔；β_2受体：丁氧胺 β受体：普萘洛尔

第三节　中枢活动的一般规律

1. 反射中枢内兴奋传递的特征

特征	具体内容
单向传递	冲动通过突触传递只能从突触前神经元传向突触后神经元，不能逆向传递
中枢延搁	兴奋通过中枢部分传递较慢、历时较长，主要消耗在突触传递上
总和	突触后电位属于局部电位，可以发生时间总和和空间总和，若去极化达阈电位即可产生动作电位
兴奋节律的改变	传出神经元的兴奋节律与传入神经元发放冲动的频率不同
后发放	当传入刺激停止后，传出冲动仍可延续一段时间
对内环境变化的敏感性和易疲劳性	突触部位很容易受内环境变化的影响，低氧、酸中毒等均可改变突触部位的兴奋性与传递功能；突触部位也是反射弧中最易发生疲劳的环节

2. 中枢抑制
（1）中枢抑制的分类

分类		主要发生部位	被抑制神经元	生理意义
突触后抑制	传入侧支性抑制	感觉传入神经元	非同类神经元	交互性抑制：使不同中枢之间活动相互协调
	回返性抑制	传出神经元	同类神经元或该神经元本身	负反馈，使神经元活动及时终止；同一中枢内各神经元同步活动
突触前抑制		感觉传入神经元	非同类或同类神经元	调节感觉传入活动

（2）突触前抑制和突触后抑制的主要区别

	突触前抑制	突触后抑制
性质	去极化抑制	超极化抑制
突触前神经元	兴奋性神经元	抑制性神经元
结构基础	轴突－轴突突触，轴突－胞体突触联合	轴突－胞体突触，轴突－树突突触

续表

	突触前抑制	突触后抑制
递质释放	兴奋性递质释放减少	释放抑制性递质
抑制产生部位	突触前轴突末梢	突触后膜
电位变化	突触后膜仍去极化，EPSP减小	突触后膜超极化，产生IPSP
生理意义	调节感觉传入活动	通过交互抑制与负反馈作用协调中枢活动

第四节 神经系统的感觉分析功能

1. 脊髓的感觉传导功能

	浅感觉传导	深感觉传导
传导的感觉	痛觉、温度觉与轻触觉	肌肉本体感觉和深部压觉
传导路径	传入纤维由后根外侧部进入脊髓→后角换神经元→纤维在中央管前交叉到对侧→经脊髓-丘脑侧束（痛、温度觉）和脊髓-丘脑前束（轻触觉）上行达丘脑	传入纤维由后根内侧部进入脊髓→同侧后索上行→抵达延髓后部薄束核和楔束核更换神经元→纤维交叉到对侧→经内侧丘系至丘脑
传导特点	先交叉后上行	先上行后交叉
脊髓半离断症状	离断对侧浅感觉障碍	离断同侧深感觉障碍

2. 丘脑及其感觉投射系统

	特异投射系统	非特异投射系统
丘脑转接核	感觉接替核、联络核	髓板内核群
传入神经元接替	三级神经元接替：脊神经节或有关的脑神经感觉神经节内→脊髓后角或脑干有关的神经核内→丘脑感觉接替核内	第二级神经元经过脑干时，发出侧支与脑干网状结构发生突触联系，反复多次换元
特点	专门上行途径，点对点投射关系	不同感觉共同上行，点对面投射

续表

	特异投射系统	非特异投射系统
投射部位	大脑皮层的第四层细胞	大脑皮层各层细胞
生理功能	引起特定感觉；激发大脑皮层发出传出冲动	维持皮层处于觉醒状态

3. 大脑皮层的体表第一感觉区

定位	大脑皮层中央后回
特点	产生的感觉定位明确，性质清晰
投射规律	①左右交叉，一侧体表感觉投射到对侧大脑皮层的相应区域；②上下倒置，投射区域的空间安排是倒置的；③投射区大小与体表感觉灵敏度相关

4. 内脏痛与牵涉痛

（1）皮肤痛与内脏痛的比较

	皮肤痛	内脏痛
刺激敏感类型	对切割、烧灼刺激敏感	对机械牵拉、缺血、痉挛、炎症刺激敏感
疼痛特点	①产生和消失迅速；②定位明确，分辨能力强	①定位不明确；②疼痛发生缓慢、持久，常呈渐进性增强；③常伴自主神经活动变化和情绪反应；④有牵涉痛

（2）常见疾病牵涉痛的部位

患病器官	体表牵涉部位
心肌缺血	左肩、左上臂内侧和心前区
胆囊炎和胆结石	右肩部
阑尾炎初期	上腹部或脐周
肾结石	腹股沟
输尿管结石	睾丸

第五节　神经系统对躯体运动的调节

1. 脊髓前角运动神经元

神经元类型	传出纤维	功能
α 运动神经元	A_α 纤维（粗）	支配梭外肌；直接发出运动指令支配骨骼肌（躯体运动反射的最后公路）
γ 运动神经元	A_γ 纤维（细）	支配骨骼肌肌梭内的梭内肌纤维，调节肌梭感受器的敏感性
β 运动神经元	A_β 纤维	支配骨骼肌的梭内肌和梭外肌纤维

注：由一个 α 运动神经元及其所支配的全部肌纤维组成的功能单位称运动单位。

2. 牵张反射

有神经支配的骨骼肌，在受外力牵拉而伸长时，反射性地引起受牵拉的同一肌肉收缩，称为骨骼肌的牵张反射。

（1）牵张反射的类型

	腱反射	肌紧张
定义	快速牵拉肌腱时发生的牵张反射，表现为被牵拉肌肉迅速而明显的缩短，又称位相性牵张反射	缓慢持续牵拉肌腱所引起的牵张反射，表现为受牵拉肌肉发生紧张性收缩，又称紧张性牵张反射
刺激	快速、短暂的牵拉	缓慢、持续的牵拉
感受器	肌梭中的核袋纤维	肌梭中的核链纤维
传入纤维	主要是 I_a 类纤维（较粗），传导速度快	主要是 Ⅱ 类纤维
潜伏期	短	—
反射弧特点	单突触反射	多突触反射
收缩成分	主要是肌肉中的快肌纤维成分	肌肉中的慢肌纤维成分
收缩特点	同步性快速收缩	交替性持续收缩，不易疲劳
生理意义	了解神经系统的功能状态	维持躯体姿势最基本的反射活动，姿势反射的基础

（2）牵张反射的反射弧

反射弧	内容
感受器	肌梭：肌梭与梭外肌呈并联关系：梭外肌拉长时肌梭兴奋； 肌梭与梭内肌呈串联关系：梭内肌收缩成分收缩时，肌梭兴奋
传入神经	I_a 类纤维和 II 类纤维
中枢	脊髓前角 α 运动神经元
传出	A_α 纤维
效应器	梭外肌

注：由 γ 运动神经元→肌梭→ Ia 类传入纤维→ α 运动神经元→肌肉所形成的反馈环路称 γ 环路，对调节肌梭感受装置的敏感性与反应性，进而调节牵张反射具有十分重要的作用。

3. 脊休克

	脊休克
概念	与高位中枢离断的脊髓暂时丧失一切反射活动的能力，进入无反应状态，称为脊休克
表现	①断面以下脊髓所整合的屈肌反射、对侧伸肌反射、腱反射与肌紧张均丧失；②外周血管扩张，动脉血压下降；③发汗、排便和排尿等自主神经反射均不能出现
产生机制	由于离断的脊髓突然失去高位中枢的调节，特别是失去了大脑皮层、脑干网状结构和前庭核的下行性易化作用
恢复	低等动物恢复快，高等动物恢复慢；首先恢复的是原始、简单的反射，而后是比较复杂的反射

4. 脑干对肌紧张的调节
（1）脑干网状结构易化区与抑制区的比较

	脑干网状结构易化区	脑干网状结构抑制区
概念	脑干网状结构中加强肌紧张和肌肉运动的区域	脑干网状结构中抑制肌紧张和肌肉运动的区域
部位	延髓网状结构背外侧部分、脑桥被盖、中脑的中央灰质与被盖等	延髓网状结构腹内侧部

续表

	脑干网状结构易化区	脑干网状结构抑制区
功能	主要通过加强 γ 环路活动以增强肌紧张与肌肉运动，对 α 运动神经元也有一定易化作用	主要通过削弱 γ 环路活动抑制肌紧张与肌肉运动
特点	一般具有持续的自发放电活动	本身无自发活动，在接受高位中枢传入的始动作用时，才能发挥下行抑制作用

（2）去大脑僵直

	去大脑僵直
概念	在动物中脑上、下丘之间横断脑干时，动物会立即出现全身肌紧张，特别是伸肌肌紧张过度亢进，表现为四肢伸直、头尾昂起、脊柱挺硬的角弓反张现象，称为去大脑僵直
原因	切断了大脑皮层运动区和纹状体等神经结构与脑干网状结构的功能联系，使抑制区失去了高位中枢的始动作用；但易化区存在自发放电，活动占有显著优势

5. 小脑对躯体运动的调节

	前庭小脑	脊髓小脑	皮层小脑
解剖部位	绒球小结叶	小脑中间的蚓部与半球中间部	后叶外侧部
主要功能	维持身体平衡，调节眼球运动	调节肌紧张，协调随意运动	参与运动计划的形成和运动程序的编制
损伤后表现	躯体平衡功能障碍；位置性眼震颤	肌张力减退或肌无力；小脑性共济失调	不能完成诸如打字、乐器演奏等精巧运动

6. 基底神经节的功能及损伤临床表现

基底神经节的主要功能是调节运动，参与运动的策划和运动程序的编制。在人类，基底神经节损伤可引起一系列运动功能障碍。

	运动过少而肌紧张亢进的综合征	运动过多而肌紧张低下的综合征
疾病	震颤麻痹（帕金森病）	舞蹈病（亨廷顿病）、手足徐动症
临床表现	全身肌紧张增强、肌肉强直、随意运动减少、动作迟缓、面部表情呆板，伴有静止性震颤	不自主的上肢和头部的舞蹈样动作，并伴有肌张力降低
病变部位	主要在中脑黑质	主要在新纹状体
发病机制	脑内多巴胺递质缺乏，导致ACh递质系统功能亢进	纹状体中胆碱能神经元和γ-氨基丁酸能神经元功能减退，减弱了对黑质多巴胺能神经元的抑制

注：黑质内多巴胺上行系统对纹状体神经元起抑制作用；纹状体内的ACh递质系统对纹状体神经元产生易化作用。正常时二者保持平衡，保证正常肌紧张和运动的协调性。

7. 大脑皮层对躯体运动的调节

（1）大脑皮层的运动区

运动区	位置	功能特征
主要运动区	中央前回（4区）和运动前区（6区）	①交叉支配；②精细的功能定位；③功能代表区的大小与运动的精细、复杂程度有关
辅助运动区	大脑皮层内侧面	双侧性支配，刺激该区可引起肢体运动与发声
第二运动区	中央前回与脑岛之间	双侧性支配

（2）皮质传导束及功能

	皮质脊髓束	皮质脑干束
概念	由皮质发出，经内囊、脑干下行到达脊髓前角α运动神经元和γ运动神经元的传导束；分为皮质脊髓侧束和皮质脊髓前束	由皮质发出，经内囊到达脑干内各脑神经运动神经元的传导束
功能	皮质脊髓侧束控制四肢远端肌肉，与精细的、技巧性运动有关；皮质脊髓前束控制躯干和四肢近端肌肉，与姿势的维持和粗大的运动有关	支配面部、口、舌和咽的肌肉，调节咀嚼和眼肌等随意运动

第六节　神经系统对内脏活动的调节

1. 自主神经系统的功能特点

功能特点	具体内容
双重支配	多数器官受交感、副交感神经双重支配，调节作用一般为拮抗，个别有协同
紧张性作用	平时自主神经常向效应器发放低频率神经冲动，以维持效应器轻度活动状态
效应器所处功能状态的影响	自主神经的外周性作用与效应器本身的功能状态有关，如子宫、小肠的状态
对整体生理功能调节的意义	交感神经系统常以交感 – 肾上腺髓质系统参与反应，作用是动员体内许多器官的潜在能力，提高机体对环境急变的适应能力
	副交感神经系统在安静时活动较强，常以迷走 – 胰岛素系统参与，作用主要是保护机体，促进休整恢复，促进消化，积聚能量等

2. 下丘脑对内脏活动的调节

生理功能性活动	调节效应和机制
调节摄食行为	下丘脑外侧区摄食中枢发动摄食活动；腹内侧核饱中枢决定停止摄食活动
调节水平衡	下丘脑外侧区饮水中枢管理水的摄入；分泌和释放血管升压素控制排水功能
调节情绪变化和行为	正常情况下，下丘脑的情绪活动受大脑皮层抑制不表现，一旦抑制解除即可表现
控制生物节律	下丘脑视交叉上核可能是机体昼夜节律活动的重要中枢结构和控制中心

第七节　脑的高级功能

正常脑电图波形

波形	频率	振幅	显著部位	出现的情况
α波	8～13 Hz	20～100 μV	枕叶	正常人清醒、闭目、安静时
β波	14～30 Hz	5～20 μV	额叶、顶叶	睁眼视物、思考问题或接受其他刺激时
θ波	4～7 Hz	20～150 μV	枕叶、顶叶	成人困倦时；幼儿时常见
δ波	0.5～3 Hz	20～200 μV	额叶	正常成人只有睡眠时可出现；深度麻醉、智力发育不成熟的人可出现；婴儿时期常见

考前必刷题

一、选择题

[A型题]

1. 下列各类神经纤维中，传导速度最快的是
   A．A类
   B．C类
   C．A$_α$
   D．A$_δ$
   E．A$_γ$

2. 下列关于神经纤维轴浆运输的描述，不正确的是
   A．平时不断进行
   B．有顺向和逆向运输
   C．逆向轴浆运输是实现递质释放、神经内分泌的生理基础
   D．有快速和慢速运输
   E．顺向轴浆运输为主

3. 脊髓灰质炎患者发生肢体肌肉萎缩的主要原因是
   A．病毒的直接侵害
   B．患肢肌肉血供减少
   C．失去神经的营养性作用
   D．患肢长期废用
   E．脊髓失去高位中枢的控制

4. 下列关于电突触传递的描述，正确的是
   A．结构基础是离子通道
   B．传递速度慢，潜伏期长
   C．允许大分子带电物质通过
   D．一般为单向传递
   E．主要发生在同类神经元之间

5. 神经冲动抵达末梢引起递质的释放，起关键作用的离子是
   A．Na$^+$
   B．K$^+$
   C．Ca^{2+}
   D．Cl$^-$
   E．Mn^{2+}

6. 突触传递过程中，使突触后膜产生Cl$^-$内流为主的电位变化是
   A．EPSP
   B．IPSP
   C．动作电位
   D．静息电位

E. 终板电位

7. 一次神经冲动向骨骼肌传递时
 A. 神经末梢释放去甲肾上腺素
 B. 递质与肌膜M受体结合
 C. 可被阿托品阻断
 D. 必经空间总和才能引起肌肉收缩
 E. 产生的终板电位为动作电位

8. 重症肌无力患者全身肌肉无力是由于
 A. 血钙浓度过低
 B. 有机磷农药中毒
 C. 脊髓前角运动神经元病变
 D. 终板处ACh受体不足
 E. 神经-骨骼肌接头前膜不能释放神经递质

9. 副交感神经节后纤维的递质主要是
 A. ACh
 B. 去甲肾上腺素
 C. 5-羟色胺
 D. 多巴胺
 E. 阿托品

10. 释放去甲肾上腺素作为递质的神经纤维末梢是
 A. 躯体运动神经纤维
 B. 大部分交感神经节后纤维
 C. 支配小汗腺的交感神经节后纤维
 D. 自主神经节前纤维
 E. 交感神经节前纤维

11. N_1受体存在于
 A. 神经-骨骼肌接头
 B. 自主神经节突触后膜
 C. 胃肠平滑肌
 D. 心肌
 E. 支气管平滑肌

12. 神经-骨骼肌接头传递的阻断剂是
 A. 阿托品 B. 胆碱酯酶
 C. 普萘洛尔 D. 十烃季铵

E. 六烃季铵

13. 冠状血管上的主要肾上腺素能受体是
 A. α_1受体 B. β_1受体
 C. β_2受体 D. α_2受体
 E. β_3受体

14. 下列物质中，能阻断交感神经对心肌效应的是
 A. 维拉帕米 B. 河鲀毒素
 C. 普萘洛尔 D. 阿托品
 E. 十烃季铵

15. α受体阻断剂是
 A. 筒箭毒碱 B. 阿托品
 C. 普萘洛尔 D. 酚妥拉明
 E. 丁氧胺

16. 产生后发放的结构基础是
 A. 分散式 B. 聚合式
 C. 环式 D. 链锁状
 E. 单线式

17. 在反射活动中，最易疲劳的部位为
 A. 感受器 B. 突触
 C. 传入神经 D. 效应器
 E. 传出神经

18. 有关中枢抑制的叙述，不正确的是
 A. 突触前抑制是由中间抑制性神经元引起
 B. 中枢抑制的发生，需要外来刺激
 C. 可分为突触前抑制与突触后抑制
 D. 可以总和
 E. 突触后抑制为超极化抑制

19. 关于回返性抑制的叙述，不正确的是
 A. 结构基础为神经元间的环式联系
 B. 要经过抑制性中间神经元起作用
 C. 闰绍细胞在脊髓回返抑制活动中起作用
 D. 中间神经元兴奋引起后膜去极化
 E. 可引起脑区神经元的同步化活动

20. 有关突触前抑制的叙述，不正确的是
    A. 由兴奋性中间神经元引起
    B. 结构基础为轴-轴突触和轴突-胞体突触联合存在
    C. 突触后膜发生超极化
    D. 潜伏期较长，持续时间较长
    E. 突触前膜产生去极化

21. 当脊髓半离断时，下列描述不正确的是
    A. 离断对侧浅感觉障碍
    B. 离断同侧深感觉障碍
    C. 伴有同侧运动麻痹
    D. 离断对侧痛觉和温度觉障碍
    E. 离断对侧肌肉本体感觉障碍

22. 关于特异投射系统的叙述，不正确的是
    A. 点对点投射
    B. 由丘脑感觉接替核发出特异投射纤维
    C. 引起特定的感觉
    D. 传到大脑皮层广泛区域
    E. 每一种感觉的投射系统都有其专一的投射途径

23. 非特异投射系统主要起始于
    A. 感觉接替核
    B. 联络核
    C. 髓板内核群
    D. 大脑皮层运动区
    E. 小脑

24. 大脑皮层的第一躯体感觉区在
    A. 枕叶
    B. 颞叶
    C. 额叶
    D. 中央前回
    E. 中央后回

25. 右侧枕叶皮层损伤，引起的视觉障碍是
    A. 右眼全盲
    B. 左眼全盲
    C. 双眼全盲
    D. 左眼颞侧、右眼鼻侧偏盲
    E. 右眼颞侧、左眼鼻侧偏盲

26. 内脏痛的特点是
    A. 对刀割、烧灼敏感
    B. 定位清楚
    C. 产生快、消失快
    D. 出现牵涉痛
    E. 常引起时相性快速防卫反射

27. 关于肌牵张反射的叙述，不正确的是
    A. 骨骼肌受外力牵拉引起
    B. 感受器和效应器都在同一块肌肉中
    C. 可分为肌紧张和腱反射两种类型
    D. 肌紧张为单突触反射
    E. 脊髓中枢参与即可完成

28. 下列不是肌牵张反射的是
    A. 膝跳反射　　　　B. 屈肌反射
    C. 肱二头肌反射　　D. 跟腱反射
    E. 肌紧张

29. 肌牵张反射的感受器是
    A. 运动神经纤维末梢　B. 运动终板
    C. 肌梭　　　　　　　D. 腱梭
    E. 游离神经末梢

30. 关于屈反射的叙述，不正确的是
    A. 感受器为屈肌
    B. 受刺激侧肢体出现屈肌反应
    C. 刺激增强时可出现对侧伸肌反射
    D. 具有保护性意义
    E. 屈反射是一种多突触反射

31. 脊休克发生的原因是
    A. 损伤性刺激过强
    B. 失血引起的血压过低
    C. 失去了高位中枢的易化作用
    D. 传出神经系统丧失传导能力
    E. 脊髓内的初级反射中枢被破坏

32. 在中脑上下丘之间横断动物脑干，将出现
    A. 手足徐动症　　　B. 脊休克
    C. 去大脑僵直　　　D. 舞蹈病
    E. 震颤性麻痹

33. 下列关于小脑受损后的症状，不正确的是
    A. 静止性震颤　　　B. 意向性震颤
    C. 动作协调障碍　　D. 肌张力减退
    E. 不能完成精巧动作

34. 与运动调节有关的基底神经节结构不包括
    A. 旧纹状体　　　　B. 黑质
    C. 丘脑底核　　　　D. 新纹状体
    E. 杏仁核

35. 帕金森病产生的原因是
    A. 新纹状体–苍白球内侧部直接通路活动增强
    B. 新纹状体–苍白球内侧部间接通路活动减弱
    C. 黑质多巴胺递质系统功能受损
    D. 纹状体ACh递质系统活动减弱
    E. 黑质多巴胺递质系统功能亢进

36. 皮层运动区的部位在
    A. 中央前回　　　　B. 中央后回
    C. 枕叶　　　　　　D. 额叶
    E. 边缘叶

37. 当出现巴宾斯基征阳性体征时，表明受损的结构是
    A. 网状脊髓束　　　B. 皮质脑干束
    C. 皮质脊髓前束　　D. 基底神经节
    E. 皮质脊髓侧束

38. 交感神经活动加强的效应是
    A. 支气管平滑肌舒张
    B. 胃肠平滑肌收缩
    C. 胰岛素分泌增多
    D. 瞳孔缩小
    E. 尿量增加

39. 副交感神经活动加强的效应是
    A. 瞳孔散大　　　　B. 肾血管收缩
    C. 膀胱逼尿肌收缩　D. 发汗
    E. 胃肠道平滑肌舒张

40. 下列对交感和副交感神经功能特征的叙述，不正确的是
    A. 对多数器官双重支配
    B. 中枢的对立统一
    C. 紧张性作用
    D. 自主神经的作用与效应器功能状态无关
    E. 功能相互拮抗

41. 只受交感神经支配的器官是
    A. 心脏
    B. 支气管平滑肌
    C. 肾上腺皮质
    D. 汗腺
    E. 唾液腺

42. 调节内脏活动的较高级中枢是
    A. 脊髓　　　　　　B. 延髓
    C. 下丘脑　　　　　D. 中脑
    E. 小脑

43. 下列生理活动基本中枢在下丘脑的有
    A. 呕吐　　　　　　B. 呼吸运动
    C. 心脏活动　　　　D. 体温调节
    E. 唾液分泌

44. 精神紧张时，大脑皮层主要脑电活动的表现是
    A. 出现α波　　　　B. 出现β波
    C. 出现Q波　　　　D. 出现δ波
    E. 棘慢波

45. 对觉醒与睡眠的叙述，不正确的是
    A. 脑干网状结构上行激动系统维持觉醒状态

B. 睡眠可分为慢波睡眠和快波睡眠

C. 睡眠一开始首先进行快波睡眠

D. 做梦是快波睡眠的特征之一

E. 慢波睡眠对促进生长有重要意义

[X型题]

1. 神经胶质细胞的特征有

A. 具有突起

B. 有物质转运功能

C. 有支持作用

D. 没有轴突

E. 缺乏细胞分裂能力

2. 信息在突触传递的基本方式有

A. 化学突触传递　　B. 电突触传递

C. 缝隙连接　　　　D. 紧密连接

E. 非突触性化学传递

3. 关于非定向突触的描述，正确的有

A. 无特化的突触前膜和突触后膜结构

B. 递质扩散距离较远

C. 一个曲张体释放的递质可作用于较多的突触后成分

D. 传递效应的产生与否取决于突触后成分上有无相应受体

E. 双向性传递

4. 兴奋性突触传递过程有

A. 突触前膜释放兴奋性递质

B. 递质与突触后膜受体结合

C. 突触后膜对Cl^-、K^+（尤其对Cl^-）通透性增加

D. 突触后膜产生EPSP

E. EPSP总和达到阈电位，突触后神经元产生动作电位

5. 终板电位的特点有

A. 无"全或无"现象

B. 有不应期

C. 呈电紧张性扩布

D. 不衰减性传导

E. 可以总和

6. 关于神经递质的叙述，正确的是

A. 由神经元合成

B. 在神经元之间传递信息

C. 由内分泌细胞合成

D. 由神经内分泌细胞合成

E. 在下丘脑与腺垂体之间传递信息

7. 外周递质包括

A. ACh

B. 去甲肾上腺素

C. 生物胺类

D. 肽类

E. 氨基酸类

8. 去甲肾上腺素递质消除可通过

A. 被突触前膜重新摄取

B. 被突触后膜单胺氧化酶水解

C. 被突触后膜胆碱酯酶水解

D. 经血液循环，在肝、肾灭活

E. 被酪氨酸羟化酶灭活

9. 中枢递质有

A. 肾上腺素、去甲肾上腺素

B. 氨基酸

C. 多巴胺

D. ACh

E. 肽类

10. 关于神经递质受体的叙述，正确的是

A. 也存在突触前膜

B. 主要存在突触后膜

C. 能选择性地与某种递质结合

D. 能与受体结合产生相应生理效应的化学物质称为受体激动剂

E. 只结合不产生生理效应的化学物质称为受体阻断剂

11. 儿茶酚胺与β受体结合后，可使

A. 冠状血管扩张

B. 小肠平滑肌舒张

C. 心肌收缩力增强

D. 支气管平滑肌收缩

E. 膀胱逼尿肌舒张

12. 可在空间上扩大作用范围的神经元联系方式有

A. 单线式　　　　B. 分散式

C. 聚合式　　　　D. 环式

E. 链锁式

13. 兴奋通过突触传递的特征有

A. 单向传递　　　B. 双向传导

C. 突触延搁　　　D. 总和

E. 对药物、内环境变化敏感与易疲劳

14. 关于突触后抑制的叙述，正确的是

A. 通过轴-轴突触活动引起

B. 由兴奋性递质GABA参与

C. 通过轴-体或轴-树突触活动引起

D. 属超极化抑制

E. 属去极化抑制

15. 突触前抑制的特征有

A. 由兴奋性中间神经元引起

B. 轴-轴突触，其递质为ACh

C. 突触前膜产生动作电位幅度减小，使兴奋性递质释放量减少

D. 突触后膜产生EPSP明显减小或消失

E. 突触后膜产生超极化

16. 有关非特异投射系统的叙述，正确的是

A. 各种感觉传入纤维与脑干网状结构多突触联系

B. 经丘脑髓板内核群换元

C. 点对点投射

D. 产生特定感觉

E. 易受药物影响

17. 第一感觉区的特点有

A. 交叉支配，头面部为双侧性

B. 躯体感觉投射倒置，头面不倒置

C. 躯干代表区较大，而手代表区较小

D. 代表区大小与感觉灵敏度有关

E. 躯体与头面部投射均左右交叉

18. 致痛物质包括

A. H^+　　　　　B. K^+

C. 5-羟色胺　　　D. 组胺

E. 缓激肽

19. 快痛的特点有

A. 潜伏期短

B. 是一种烧灼痛

C. 定位清楚

D. 常伴有情绪反应

E. 常伴有反射性屈肌收缩

20. 脊休克的主要表现为

A. 发汗反射亢进

B. 外周血管舒张，血压下降

C. 伸肌反射亢进

D. 大、小便失禁

E. 大、小便潴留

21. 脑干网状结构抑制区的特征有

A. 范围较大

B. 范围较局限

C. 有赖于高位中枢始动作用

D. 有自发冲动

E. 接受大脑皮层、纹状体与小脑前叶蚓部等高位中枢传入的始动

22. 去大脑僵直产生的原因是

A. 脑内肌紧张抑制区的作用减弱

B. 抗重力肌牵张反射增强

C. 伸肌肌梭的传入冲动增加

D. 脑干网状结构易化区活动相对增强

E. 切断了大脑皮层运动区和纹状体等神经结构与脑干网状结构的功能联系

23. 正常脑电图的基本波形有

A．α波　　　　B．β波

C．γ波　　　　D．θ波

E．δ波

二、名词解释

1. 突触
2. 兴奋性突触后电位
3. 抑制性突触后电位
4. 终板电位
5. 神经递质
6. 受体
7. 反射中枢
8. 后发放
9. 突触前抑制
10. 特异投射系统
11. 网状结构上行激动系统
12. 牵涉痛
13. 腱反射
14. 肌紧张
15. 脊休克

三、填空题

1. 神经元胞体的主要功能是_____、_____和_____，神经纤维的主要功能是_____。
2. 神经纤维传导兴奋的特征主要有_____、_____、_____和_____。
3. 神经纤维传导兴奋的速度与_____、_____以及_____等因素有关。
4. 神经对其所支配的组织能发挥_____和_____两方面的作用。
5. 按突触前神经元对突触后神经元活动的影响可将化学性突触分为_____和_____。
6. 典型的突触结构由_____、_____和_____三部分组成。
7. EPSP的产生是由于突触后膜对_____和_____的通透性增加，尤其是对_____的通透性增加，从而导致细胞膜的_____。
8. IPSP的产生主要是由于突触后膜对_____的通透性增加，从而导致突触后膜出现_____。
9. 电突触传递的结构基础是_____，该传递一般是_____向的，其传递速度_____。
10. 能与ACh特异性结合的受体称为_____受体，根据其药理学特性，该种受体又可分为_____和_____。
11. 能与肾上腺素和去甲肾上腺素结合的受体称为_____受体。该种受体又分为_____和_____两型，其中_____受体与递质结合引起的平滑肌效应以兴奋为主。
12. 阿托品是_____受体阻断剂，普萘洛尔是_____受体阻断剂。
13. _____和_____是中枢神经系统的两种基本活动过程。
14. 中枢抑制可分为_____和_____两种类型。
15. 快痛是一种"_____痛"，由_____纤维传导；而慢痛是一种"_____痛"，由_____纤维传导。
16. 丘脑是除_____以外的各种感觉传入通路的重要中继站，并能对_____进行初步的分析综合。丘脑的核团分为_____、_____和_____三大类。
17. 脊髓前角运动神经元有_____、_____和_____运动神经元，它们末梢释放的递质都是_____；

_____运动神经元的轴突支配骨骼肌的梭外肌，_____运动神经元的轴突支配梭内肌。

18. 肌紧张是_____反射的基础，屈肌反射具有_____意义。

19. 动物在中脑上、下丘之间横断脑干后，出现_____肌紧张亢进的现象，称为_____。

20. 大脑皮质运动区对躯体运动进行调节的主要传导通路有_____和_____。

四、问答题

1. 简述兴奋在神经纤维的传导特征。

2. 信息是如何通过突触传递的？

3. 试述神经–骨骼肌接头的兴奋传递过程及传递特征。

4. 何谓胆碱能纤维，试述其分布。

5. 简述神经中枢内兴奋传递有何特征？

6. 何谓突触后抑制？分为哪几类？有何生理意义？

7. 何谓特异投射系统和非特异投射系统？比较二者有何不同？

8. 何谓牵张反射？分为哪几类，有何生理意义。

9. 简述小脑的功能。

10. 简述自主神经系统的功能特点。

11. 试比较交感神经与副交感神经的主要生理功能及意义。

参考答案与解析

一、选择题

[A型题]

1. C。解析：根据电生理学特性将神经纤维分为A、B、C三类。A类纤维又分为α、β、γ、δ四种亚型，其中A_α纤维传导速度最快。

2. C。解析：物质在轴浆内的运输，称为轴浆运输。轴浆运输是双向的，有顺向和逆向两种，顺向为主，且可分为快速与慢速运输。顺向轴浆运输是实现递质释放、神经内分泌的生理基础。

3. C。解析：神经对所支配的组织具有营养性作用。脊髓灰质炎患者运动神经损伤，被支配肌肉内糖原合成减慢，蛋白质分解加速，肌肉萎缩。

4. E。解析：电突触的结构基础是缝隙连接，允许带电离子通过两细胞膜上的水相通道传递信息，兴奋传递快，几乎无潜伏期，双向性传递，主要发生在同类神经元间，促进同步化活动。

5. C。解析：当神经冲动抵达突触前神经元的末梢时，末梢在产生动作电位的同时，诱导Ca^{2+}内流，使膜内Ca^{2+}浓度瞬时升高，进而使一定数量的突触小泡从细胞骨架上脱离出来，最终与突触前膜融合，并将递质释放到突触间隙内。Ca^{2+}有两方面作用：一方面是降低轴浆的黏度，有利于小泡移动；另一方面是消除突触前膜内的负电位，便于小泡与突触前膜接触而发生融合。

6. B。解析：抑制性突触后电位（IPSP）是突触前膜释放抑制性递质，导致突触后膜主要对Cl^-通透性增加，Cl^-内流产生局部超极化电位。

7. D。**解析：** 神经冲动向骨骼肌传递时，运动神经末梢释放ACh，与终板膜上N_2受体结合，导致终板膜上产生终板电位，终板电位为局部电位，经空间总和引起骨骼肌产生动作电位，发生肌肉收缩。N_2受体的选择性阻断剂是十烃季铵，而阿托品是M受体的阻断剂。

8. D。**解析：** 重症肌无力是由于自身免疫性抗体破坏了终板膜上的N_2型ACh受体阳离子通道，导致神经肌肉传递障碍，出现肌肉收缩无力的症状。

9. A。**解析：** 大多数副交感神经的节后纤维属于胆碱能纤维，末梢释放ACh作为神经递质。

10. B。**解析：** 以去甲肾上腺素为递质的神经纤维称为肾上腺素能纤维。大部分交感神经节后纤维（除支配汗腺和骨骼肌舒血管纤维）均为肾上腺素能纤维。躯体运动神经元末梢、支配小汗腺的交感神经末梢、自主神经节前纤维末梢释放的递质都是ACh。

11. B。**解析：** N受体分为N_1受体与N_2受体两种亚型，N_1受体称为神经元型N受体，分布于中枢神经系统和自主神经节的突触后膜上；N_2受体称为肌肉型N受体，分布在神经–骨骼肌接头的终板膜上。

12. D。**解析：** 运动神经兴奋末梢释放ACh，与骨骼肌细胞膜上N_2受体结合传递信息。阿托品是M受体阻断剂，六烃季铵主要阻断N_1受体功能，十烃季铵主要阻断N_2受体的功能。胆碱酯酶可水解ACh使其灭活；普萘洛尔为非选择性β受体阻断剂，对β_1和β_2受体有阻断作用。

13. C。**解析：** 冠状血管上分布有α_1受体和β_2受体两种，后者为主。

14. C。**解析：** 交感神经兴奋，节后纤维末梢释放去甲肾上腺素和心肌细胞膜上β_1受体结合引起心脏兴奋效应。普萘洛尔为非选择性β受体阻断剂，能阻断去甲肾上腺素和β_1及β_2受体结合的效应。

15. D。**解析：** 筒箭毒碱可以同时阻断N_1受体和N_2受体，阿托品可以阻断M受体，普萘洛尔可同时阻断β_1和β_2受体，丁氧胺为选择性β_2受体阻断剂，只有酚妥拉明是α受体阻断剂。

16. C。**解析：** 在一反射活动中，刺激停止后，传入神经仍可在一定时间内继续发放冲动为后发放。其产生主要是因为环式联系及中间神经元的作用。

17. B。**解析：** 在反射活动中，突触部位最容易受内环境理化因素变化的影响。低氧、酸中毒等均可改变突触部位的兴奋性与传递功能；突触部位也是反射弧中最易发生疲劳的环节，可能与突触递质耗竭等原因有关。

18. A。**解析：** 中枢抑制包括突触前抑制和突触后抑制。突触前抑制是通过中间神经元，使突触前膜去极化造成的抑制；突触后抑制是通过中间抑制性神经元引起，为超极化抑制。突触后电位为局部电位，可以总和。

19. D。**解析：** 中枢神经元兴奋时，传出冲动沿轴突外传，同时又经轴突侧支兴奋另一抑制性中间神经元，后者经其轴突返回来抑制原先发动兴奋的神经元及同一中枢的其他神经元，称为回返性抑制。结构基础为环式联系，闰绍细胞是抑制性中间神经元，在脊髓回返抑制性活动中起作用。意义在于防止神经元过度、过久的兴奋，并促使同一中枢内许多神经元的活动步调一致。抑制性中间神经元兴奋释放抑制性递质，引起后膜超极化，而不是去极化。

20．C。解析：发生在突触前膜的抑制称为突触前抑制，突触前膜发生去极化，结构基础是具有轴突-轴突式突触与轴突-胞体式突触的联合存在。因突触前膜产生去极化，而不是超极化，所以是兴奋性中间神经元引起的，其潜伏期长，持续时间长。

21．E。解析：脊髓感觉传导特点是浅感觉传导通路先交叉后上行，深感觉传导通路先上行后交叉。当脊髓半离断时，离断对侧出现浅感觉障碍，同侧发生深感觉障碍，伴有同侧运动麻痹。痛觉和温度觉由浅感觉传导通路传导，肌肉本体感觉由深感觉传导通路传导，因此肌肉本体感觉障碍出现在同侧。

22．D。解析：特异投射系统是指从丘脑感觉接替核发出的纤维投射到大脑皮层特定区域，具有点对点投射关系的感觉投射系统。每一种感觉的投射系统都是专一的，其功能是引起特定感觉，并激发大脑皮层发出传出神经冲动。

23．C。解析：非特异投射系统是由髓板内核群弥散投射到大脑皮层广泛区域的非专一感觉投射系统。由感觉接替核和联络核发出的感觉投射系统是特异投射系统。

24．E。解析：第一躯体感觉区位于中央后回和中央旁小叶后部。第二感觉区位于中央前回与脑岛之间。

25．E。解析：右眼颞侧和左眼鼻侧视网膜的传入纤维投射到右侧枕叶皮层，因此右侧枕叶皮层受损，出现右眼颞侧、左眼鼻侧偏盲。

26．D。解析：内脏痛是伤害性刺激作用于内脏器官引起的疼痛。其特点：定位不明确；疼痛发生缓慢、持久；对刀割、烧灼刺激不敏感，机械性牵拉、痉挛、缺血和炎症等刺激作用于内脏，易产生疼痛，常伴有恶心、呕吐和心血管与呼吸活动改变，内脏痛会产生牵涉痛。产生快、消失快、定位清楚，常引起时相性快速防卫反射是皮肤痛快痛的特点。

27．D。解析：肌牵张反射是有神经支配的骨骼肌受外力牵拉伸长时，出现受牵拉肌肉收缩。感受器和效应器在同一块肌肉中，反射中枢是脊髓，可分为肌紧张和腱反射两种类型，腱反射为单突触反射，肌紧张为多突触反射。

28．B。解析：牵张反射指有神经支配的骨骼肌受到外力牵拉伸长时，能产生反射效应，引起受牵拉的同一肌肉收缩，包括腱反射和肌紧张。腱反射是快速牵拉肌腱时发生的牵张反射，例如膝跳反射、肱二头肌反射、跟腱反射等。屈肌反射不属于牵张反射。

29．C。解析：肌牵张反射有两种类型：腱反射和肌紧张，其感受器主要是肌梭。

30．A。解析：肢体皮肤受到伤害性刺激时，一般常引起受刺激肢体的屈肌收缩称为屈反射，其目的在于避开有害刺激，具有保护意义。当刺激加大达到一定强度时，可出现对侧肢体伸直，即对侧伸肌反射，其感受器是皮肤，效应器是屈肌。屈反射为多突触反射。

31．C。**解析**：与高位中枢离断的脊髓暂时丧失一切反射活动的能力，进入无反应状态，称为脊休克。产生的原因是由于离断的脊髓突然失去高位中枢的调节，特别是失去了大脑皮层、脑干网状结构和前庭核的下行易化作用。

32．C。**解析**：在中脑上、下丘之间横断脑干时，动物会出现全身肌紧张，特别是伸肌肌紧张过度亢进，表现为四肢伸直、头尾昂起、脊柱挺硬的角弓反张现象，称为去大脑僵直。脊休克是切断脊髓和脑之间的联系出现的，手足徐动症、舞蹈病和震颤性麻痹都是基底神经节损伤的临床表现。

33．A。**解析**：静止性震颤是中脑黑质多巴胺递质系统缺乏导致的，意向性震颤、动作协调障碍、肌张力减退、不能完成精巧动作均可在小脑受损后出现。

34．E。**解析**：基底神经节主要包括尾核、壳核和苍白球，尾核和壳核称新纹状体，苍白球称旧纹状体。此外，丘脑底核、中脑黑质与红核以及被盖网状结构也归属于基底神经节系统。

35．C。**解析**：帕金森病的病变主要在中脑黑质，脑内多巴胺递质缺乏是主要原因。

36．A。**解析**：大脑皮层主要运动区包括中央前回和运动前区。

37．E。**解析**：巴宾斯基征阳性，提示皮质脊髓侧束损伤。

38．A。**解析**：交感神经兴奋时，会引起支气管平滑肌舒张、胃肠运动抑制；促进虹膜辐射肌收缩、瞳孔扩大；肾交感神经兴奋，通过收缩肾血管、激活肾素-血管紧张素-醛固酮系统活动，促进近端小管和髓襻对水的重吸收等减少尿量。副交感神经兴奋可促进胰岛素分泌。

39．C。**解析**：副交感神经活动加强，促使虹膜环状肌收缩，瞳孔缩小；促进膀胱逼尿肌收缩、胃肠道平滑肌收缩。交感神经兴奋引起瞳孔扩大、肾血管收缩、汗腺分泌。

40．D。**解析**：体内大多数组织器官都同时接受交感神经和副交感神经的双重支配，而且二者对内脏活动的调节作用往往是相互拮抗的；平时自主神经经常向效应器发放低频率神经冲动，即紧张性作用；自主神经的外周效应与效应器本身的功能状态有关。

41．D。**解析**：内脏器官一般都接受交感和副交感神经双重支配，但少数器官例外，例如皮肤和部分肌肉的血管、汗腺、竖毛肌、肾上腺髓质和肾等只受交感神经支配。

42．C。**解析**：下丘脑又称丘脑下部，是调节内脏活动和内分泌活动的较高级神经中枢所在。

43．D。**解析**：呕吐、呼吸运动、心脏活动和唾液分泌的基本中枢都在延髓，体温调节的基本中枢在下丘脑PO/AH区。

44．B。**解析**：β波是新皮层处于紧张状态时的主要脑电活动表现，在睁眼视物、思考问题或接受其他刺激时出现。

45．C。**解析**：成年人睡眠期间，先进入慢波睡眠。

[X型题]

1．ABCD。**解析**：神经胶质细胞是中枢神经系统内，除神经元以外的细胞，对神经元具有支持作用。神经胶质细胞也具有突起，但无树突和轴突之分；对神经元摄取营养物质和排出代谢产物具有重要作用。神经胶质细胞具有分裂的能力，具有修复与再生作用。

2. **ABCE**。**解析**：根据突触间信息传递的媒介物质不同，将突触分为化学性突触和电突触两种类型，前者又分为定向突触和非定向突触，非定向突触传递方式也称为非突触性化学传递。缝隙连接是电突触的结构基础。

3. **ABCD**。**解析**：非定向突触的前神经元末梢有许多分支，布满曲张体。曲张体释放递质，弥散作用于邻近或远隔部位的多个突触后成分。因此无特化的突触前膜和突触后膜结构，能否产生效应关键看突触后成分上有无递质相应受体。其传递只能从突触前成分到突触后成分，为单向传递。

4. **ABDE**。**解析**：当动作电位扩布到突触前神经末梢时，使膜对Ca^{2+}通透性增加，Ca^{2+}进入突触小体。进入膜内的Ca^{2+}可以促进突触小泡向前膜移动，有利于递质释放到突触间隙。突触前膜释放兴奋性递质，与突触后膜受体结合，提高了突触后膜对Na^+、K^+等离子的通透性（以Na^+为主），从而导致突触后膜产生EPSP，后者总和达到阈电位，产生动作电位。突触后膜对Cl^-、K^+（尤其对Cl^-）通透性增加，产生超极化电位，是抑制性突触传递的机制。

5. **ACE**。**解析**：终板电位是局部电位，具有局部电位的所有特征：无"全或无"现象、呈电紧张性扩布、可以总和。有不应期和不衰减性扩布则是动作电位的特征。

6. **AB**。**解析**：神经递质是指由突触前神经元合成、释放，能特异性作用于突触后膜受体，并产生突触后电位的信息传递物质，实现神经元之间信息传递。由内分泌细胞合成的为激素，不是神经递质；在下丘脑与腺垂体之间传递信息的为神经激素，不是神经递质。

7. **ABD**。**解析**：外周神经递质包括自主神经和躯体运动神经末梢所释放的递质，主要有ACh、去甲肾上腺素和肽类递质3种。

8. **ABD**。**解析**：去甲肾上腺素大部分在突触前膜重新摄取并贮存于小泡内以备再用；小部分在效应细胞经单胺氧化酶和儿茶酚胺氧位甲基转移酶降解失活；另一小部分进入血液循环，在肝、肾中灭活。胆碱酯酶是灭活ACh的酶。酪氨酸羟化酶是参与去甲肾上腺素合成过程中的酶，不是灭活酶。

9. **ABCDE**。**解析**：在中枢神经系统内参与突触传递的化学递质称为中枢神经递质。大致归纳为以下5类：ACh、生物胺类（包括多巴胺、去甲肾上腺素、肾上腺素、5-羟色胺和组胺）、氨基酸类（包括谷氨酸、门冬氨酸、甘氨酸、γ-氨基丁酸）、肽类和气体分子。

10. **ABCDE**。**解析**：神经递质选择性的作用在受体上发挥作用。受体不仅存在于突触后膜，也存在于突触前膜。能与受体特异结合产生相应生理效应的化学物质称为受体激动剂；只发生特异结合，而不产生生理效应的化学物质称为受体阻断剂。

11. **ABCE**。**解析**：β受体分为β$_1$、β$_2$和β$_3$受体3个亚型。β$_1$受体主要分布于心脏组织，作用是兴奋性的；β$_2$受体主要分布在平滑肌上，效应是抑制性的，包括支气管、胃肠道、子宫、膀胱壁平滑肌以及血管（冠状动脉、骨骼肌血管）等平滑肌的舒张；β$_3$受体主要分布于脂肪组织，与脂肪分解有关。

12. **BE**。**解析**：一个神经元的轴突通过分支分别与多个神经元建立突触联系，称为分散式联系，可扩大神经元活动的影响范围；链锁式联系是神经元一个接一个依次连接，可以在空间上加强或扩大作用范围。

13. **ACDE**。**解析**：兴奋通过突触传递具有如下特征：单向传递，兴奋只能从突触前神经元传向突触后神经元；中枢延搁，亦称突触延搁，时间主要消耗在突触前膜递质的释放、递质的扩散以及递质对突触后膜作用等环节；兴奋节律的改变，因为突触后膜产生的后电位为局部电位，可以总和，因此传出神经元的兴奋节律最终取决于各种因素总和后的突触后电位水平；对药物、内环境变化的敏感和易疲劳性。

14. **CD**。**解析**：突触后抑制是由于突触后膜的兴奋性降低形成的传递抑制，是通过抑制性中间神经元释放抑制性递质，使突触后膜产生超极化电位引起的，其结构基础是轴突–胞体突触或轴突–树突突触。突触前抑制由兴奋性递质GABA参与，属去极化抑制。

15. **ACD**。**解析**：突触前抑制是通过中间神经元活动，使突触前膜发生去极化造成的传递抑制，其结构基础是轴突–轴突突触与轴突–胞体突触的联合存在，其递质为GABA。因为突触前膜形成动作电位幅度减小，释放兴奋性递质数量减少，突触后膜上产生的EPSP幅度减小。

16. **ABE**。**解析**：非特异投射系统是指由丘脑的髓板内核群弥散投射到大脑皮层广泛区域的非专一性感觉投射系统。经典感觉传导通路中第二级神经元的轴突在经过脑干时，发出侧支与脑干网状结构的神经元发生多突触联系，容易受药物影响而产生传导阻滞。由于经过网状结构反复的换元传递，失去了专一的特异性感觉传导功能。点对点投射和产生特定感觉是特异投射系统的特点。

17. **ABD**。**解析**：第一感觉区投射具有如下规律：左右交叉，一侧的体表感觉投射到对侧大脑皮层相应区域，但头面部感觉投射是双侧性的；上下倒置，即下肢代表区在顶部，上肢代表区在中间部，头面部代表区在顶部，但头面部代表区内部的安排是正立的；投射区的大小与体表感觉的灵敏度有关，手感觉灵敏度高，代表区大，躯干感觉灵敏度低，代表区小。

18. **ABCDE**。**解析**：伤害性感受器实际上是化学感受器，在外伤、炎症、缺血、低氧等伤害性刺激下，损伤组织释放致痛物质，包括H$^+$、K$^+$、5–羟色胺、组胺、缓激肽、P物质等。

19. **ACE**。**解析**：伤害性刺激作用于皮肤，先后出现快痛和慢痛。快痛为一种尖锐的刺痛，产生与消失迅速，感觉清楚，定位明确，常引起时相性快速的防卫反射。慢痛为定位不太明确的烧灼痛，潜伏期长，通常伴有情绪反应及心血管、呼吸等方面的反应。

20．BE。**解析：**与高位中枢离断的脊髓暂时丧失一切反射活动的能力，进入无反应状态，称为脊休克。主要表现：屈肌反射、对侧伸肌反射、腱反射及肌紧张均丧失；外周血管扩张，动脉血压下降；发汗、排便和排尿等自主神经反射均不能出现，出现大、小便潴留。

21．BCE。**解析：**脑干网状结构抑制区范围较小。网状结构抑制区本身无自发活动，接受高位中枢（如大脑皮层、纹状体与小脑前叶蚓部等）始动作用，发挥下行抑制作用。

22．ABDE。**解析：**去大脑僵直的原因是切断了大脑皮层运动区和纹状体等神经结构与脑干网状结构的功能联系，使抑制区失去了高位中枢的始动作用，易化区本身有自发活动，因此易化系统活动占优势，导致伸肌肌紧张增强。

23．ABDE。**解析：**人类脑电图根据频率和振幅不同，可分为 α、β、θ、δ 4 种基本波形。

二、名词解释

1．神经元之间或神经元与效应细胞之间传递信息的结构称为突触。

2．在兴奋性递质作用下发生在突触后膜的局部去极化，能使该突触后神经元的兴奋性提高的电位变化称为兴奋性突触后电位。

3．在抑制性递质作用下发生在突触后膜的超极化，能降低突触后神经元兴奋性的电位变化称为抑制性突触后电位。

4．运动神经元轴突末梢释放ACh，扩散后与终板膜上N_2型ACh受体阳离子通道结合并使之激活开放，继而使终板膜去极化，这种去极化电位称为终板电位。

5．神经递质是指由突触前神经元合成、释放，能特异性作用于突触后膜受体，并产生突触后电位的信息传递物质。

6．受体一般指突触后膜或效应器细胞膜的一类特殊蛋白质，它能选择性地与某种递质结合，产生一定的生理效应。

7．反射中枢是中枢神经系统内调节某一特定生理功能的神经元群。

8．在反射活动中，当传入刺激停止后，传出冲动仍可延续一段时间，这种现象称为后发放。

9．通过中间神经元的活动，使突触前膜发生去极化造成的传递抑制称为突触前抑制，这种抑制发生时形成的是减小的兴奋性突触后电位，所以又称为去极化抑制。

10．特异投射系统是指从丘脑感觉接替核发出的纤维投射到大脑皮层特定区域，具有点对点投射关系的感觉投射系统。

11．在脑干网状结构内存在具有上行唤醒作用的功能系统，称网状结构上行激动系统，主要是通过丘脑非特异投射系统发挥作用。

12．某些内脏疾病往往引起体表一定部位发生疼痛或痛觉过敏，这种现象称为牵涉痛。

13．腱反射又称位相性牵张反射，是指快速牵拉肌腱时发生的牵张反射。

14. 肌紧张又称紧张性牵张反射，是指缓慢持续牵拉肌腱所引起的牵张反射。

15. 与高位中枢离断的脊髓暂时丧失一切反射活动的能力，进入无反应状态的现象称为脊休克。

三、填空题

1. 合成物质　接受信息　整合信息　传导神经冲动

2. 完整性　绝缘性　双向性　相对不疲劳性

3. 神经纤维直径的大小（或粗细）　髓鞘的厚薄　温度的高低

4. 功能性（或调控功能活动）　营养性

5. 兴奋性突触　抑制性突触

6. 突触前膜　突触间隙　突触后膜

7. Na^+　K^+　Na^+　局部去极化

8. Cl^-　超极化

9. 缝隙连接　双　快

10. 胆碱能　毒蕈碱受体（或M受体）　烟碱受体（或N受体）

11. 肾上腺素能　α　β　α

12. M　β

13. 兴奋　抑制

14. 突触后抑制　突触前抑制

15. 刺　A_δ类　烧灼　C类

16. 嗅觉　感觉传入　感觉接替核　联络核　非特异投射核（或髓板内核群）

17. α　γ　β　ACh　α　γ

18. 姿势　保护

19. 伸肌　去大脑僵直

20. 皮质脊髓束　皮质脑干束

四、问答题

1. 神经纤维传导兴奋具有如下特征：①生理完整性，神经纤维实现其传导功能，必须具有结构和生理功能的完整性；②绝缘性，各条神经纤维同时进行兴奋传导时互不干扰；③双向传导性，动作电位可沿神经纤维同时向两端传导；④相对不疲劳性。

2. ①信息通过兴奋性突触的传递：突触前神经元兴奋，突触前膜去极化→Ca^{2+}内流，突触小泡前移→胞裂外排，释放兴奋性递质→与突触后膜受体结合→突触后膜对Na^+、K^+（尤其是Na^+）通透性增加，Na^+内流→突触后膜去极化，产生EPSP→总和→突触后神经元产生动作电位（兴奋）。②信息通过抑制性突触的传递：突触前神经元兴奋，突触前膜去极化→Ca^{2+}内流，突触小泡前移→胞裂外排，释放抑制性递质→递质与突触后膜受体结合，突触后膜对Na^+、K^+、Cl^-通透性增加（尤其是Cl^-），Cl^-内流→突触后膜超极化，产生IPSP→总和→突触后神经元抑制。

3. 运动神经元兴奋，神经冲动以电传导方式传导到轴突末梢，使接头前膜电压门控Ca^{2+}通道开放，Ca^{2+}由细胞外进入细胞内，胞内的Ca^{2+}浓度增高，促进大量囊泡向轴突膜内侧面靠近，囊泡膜与接头前膜内侧面发生融合，然后破裂，囊泡中的ACh通过出胞作用释放入接头间隙。ACh与接头后膜上的特异性N_2受体相结合，使原来处于关闭状态的通道开放，Na^+、K^+、Ca^{2+}离子通过细胞膜（主要是Na^+内流和少量K^+外流），其结果是膜内电位绝对值减小，出现膜的去极化即终板电位，终板电位经空间总和，使终板膜产生动作电位，动作电位扩布至整个肌细胞，引起肌细胞兴奋。其传递特征：①终板电位没有"全或无"的特性，其大小与ACh释放量成正比；②终板电位无不应期，有总和现象；③电紧张方式扩布；④神经-骨骼肌接头兴奋传递是1：1关系，运动神经纤维兴奋一次，肌细胞也发生一次兴奋。

4. 释放ACh作为递质的神经纤维，称为胆碱能纤维。在自主神经系统中，全部交感和副交感神经的节前纤维、绝大部分副交感神经的节后纤维（除少数释放肽类递质或嘌呤类递质的纤维外）以及小部分交感神经的节后纤维（如支配汗腺及骨骼肌的舒血管纤维）均为胆碱能纤维。此外，躯体运动神经末梢释放的递质也是ACh。

5. 兴奋在中枢内传递时，必须通过突触，其传递特征如下：①单向传递，兴奋只能从突触前神经元传向突触后神经元；②中枢延搁，中枢延搁主要消耗在突触传递上；③总和，突触后电位在时间、空间上叠加；④兴奋节律的改变，反射活动中，传出神经元的兴奋节律与传入神经元发放冲动的频率不同；⑤后发放，当传入刺激停止后，传出冲动仍可延续一段时间；⑥对内环境变化的敏感性和易疲劳性，突触部位很容易受内环境理化因素的影响，突触部位也是反射弧中最容易发生疲劳的部位。

6. 突触后抑制是由于突触后膜的兴奋性降低，接收信息能力减弱所造成的传递抑制，是通过兴奋性神经元唤起抑制性中间神经元的活动，释放抑制性递质，使突触后膜超极化，产生IPSP而引起的。突触后抑制分为两类：传入侧支性抑制，又称交互抑制，意义在于使互相拮抗的两个中枢活动协调；回返性抑制，其意义在于防止神经元过度、过久的兴奋，并促使同一中枢内许多神经元的活动步调一致。

7. 特异投射系统是指从丘脑感觉接替核发出的纤维，点对点地投射到大脑皮层特定区域的感觉投射系统，产生特定感觉，并可激发皮层发出传出冲动；非特异投射系统是指感觉传入纤维，与脑干网状结构多突触联系，经丘脑髓板内核群换元，弥散地投射到大脑皮层广泛区域，维持和改变大脑皮层兴奋状态，而不能产生特定感觉。二者不同在于：①丘脑转接核不同，特异投射系统是感觉接替核和联络核，非特异投射系统是髓板内核群；②传入神经元接替不同，特异投射系统为沿特定的传导通路经3次换元投射到大脑特定区域，非特异投射系统经脑干网状结构多突触联系，多次反复换元；③投射特点不同，特异投射系统有专门上行途径，呈点对点投射关系，非特异投射系统多种兴奋共同上行，呈点对面投射关系；④投射部位不同，特异投射系统投射至大脑皮层第四层细胞，非特异投射系统投射至大脑皮层各层细胞；⑤生理功能不同，特异投射系统引起特定感觉的产生，并可激发大脑皮层发出传出冲动，非特异投射系统可维持皮层觉醒状态。

8. 有神经支配的骨骼肌受外力牵拉伸长时，反射性引起被牵拉肌肉的收缩称为牵张反射。牵张反射可分为腱反射与肌紧张两种类型。腱反射是指快速牵拉肌腱时引起的牵张反射，表现为受牵拉肌肉迅速而明显的缩短；腱反射是单突触反射，临床通过检查腱反射了解神经系统功能状态。肌紧张是指缓慢持续牵拉肌腱引起的牵张反射，表现为受牵拉肌肉发生紧张性收缩；肌紧张对维持躯体姿势有重要作用，是姿势反射的基础。

9. 小脑对于维持身体平衡、调节肌紧张、协调与形成随意运动均有重要作用。

10. 自主神经系统功能特点：①双重支配，多数组织器官受交感、副交感神经双重支配；②紧张性作用，平时自主神经经常向效应器发放低频神经冲动，维持效应器轻度活动状态；③效应器所处功能状态的影响，自主神经的外周性作用与效应器本身的功能状态有关；④对整体生理功能调节的意义，交感神经系统的活动在应急时占优势，常以交感-肾上腺髓质系统参与，作用较广泛，副交感神经系统的活动在安静时占优势，常以迷走-胰岛素系统参与，促进机体消化和吸收，保存能量，作用较局限。

11. 交感神经的主要功能：使心率加快，心肌收缩力加强；腹腔内脏、皮肤血管显著收缩，骨骼肌和肝血管、冠状血管扩张；支气管平滑肌舒张，抑制胃肠运动，促进括约肌收缩，促进唾液腺分泌黏稠的唾液；促进尿道内括约肌收缩，逼尿肌舒张，抑制排尿，对未孕子宫平滑肌引起舒张，对已孕子宫平滑肌引起收缩；促进虹膜辐射肌收缩，瞳孔扩大；汗腺分泌，竖毛肌收缩；促进肾上腺髓质分泌激素，促进肝糖原分解。其生理意义是动员体内许多器官的潜在能力，以提高机体对环境急变的适应能力，帮助机体度过紧急时刻。副交感神经主要功能：使心率减慢，心房肌收缩力量减弱；支气管平滑肌收缩，促进胃肠道平滑肌收缩及蠕动，促进胆囊运动，促使括约肌舒张，促进唾液腺分泌稀薄唾液，促使胃液、胰液、胆汁的分泌增多；促进膀胱逼尿肌收缩，尿道括约肌舒张，促进排尿；促使虹膜环状肌收缩，瞳孔缩小；促进胰岛素分泌。其生理意义是保护机体，促进休整恢复，促进消化，积聚能量，加强排泄和生殖等方面的功能。

第十一章 内分泌

第一节 概 述

1. 激素的概念

激素是指由内分泌腺或内分泌细胞分泌的具有传递信息作用的高效能生物活性物质。

2. 激素的分类

分类		举例	特点
含氮激素	蛋白质激素	胰岛素、甲状旁腺激素、腺垂体激素等	一般不宜口服，但甲状腺激素可以口服
	肽类激素	下丘脑调节肽、神经垂体激素、降钙素等	
	胺类激素	去甲肾上腺素、肾上腺素、甲状腺激素等	
类固醇激素		皮质醇、醛固酮、性激素等	可以口服
脂肪酸衍生物		前列腺素、血栓素等	

3. 激素的传递方式

传递方式	主要内容
远距分泌	经血液循环运送到远距离的靶组织发挥作用，如甲状腺激素、肾上腺素
旁分泌	经组织液扩散至邻近的靶细胞发挥作用，如胃黏膜内D细胞分泌的生长抑素
自分泌	内分泌细胞分泌的激素局部扩散，返回该内分泌细胞发挥反馈作用
神经分泌	神经细胞合成激素，如下丘脑释放的下丘脑调节肽

4. 激素作用的特征

作用特征	主要内容
信息传递作用	激素是作为信息传递物质对靶细胞功能起调节作用
激素作用的特异性	选择性地作用于某些器官、组织和细胞，与靶细胞上存在该激素特异性受体有关
高效放大作用	激素含量甚微，但作用显著，它在信息传递过程中有逐级放大作用
激素间相互作用	协同作用：互相配合，如生长激素、肾上腺素、糖皮质激素均升高血糖
	拮抗作用：相互对抗，如胰岛素降低血糖，与上述激素拮抗
	允许作用：某激素不能直接引起某种生物效应，但该激素的存在，可以使另一激素的作用明显加强，即对另一种激素的调节起支持作用，如糖皮质激素存在，儿茶酚胺才能很好发挥对心血管调节作用

第二节　下丘脑与垂体

1. 下丘脑调节肽

下丘脑基底部的正中隆起、弓状核、腹内侧核、视交叉上核及室周核等部位（称为下丘脑促垂体区）的神经元可合成和分泌多种调节肽，经垂体门脉系统运送至腺垂体，调节腺垂体的功能。

下丘脑调节肽	英文缩写	主要作用
促甲状腺激素释放激素	TRH	促进促甲状腺激素（TSH）和催乳素（PRL）释放
促肾上腺皮质激素释放激素	CRH	促进促肾上腺皮质激素（ACTH）释放
促性腺激素释放激素	GnRH	促进黄体生成素（LH）和促卵泡激素（FSH）释放（LH为主）
生长激素释放激素	GHRH	促进生长激素（GH）释放
生长抑素	GHIH（SS）	抑制GH（及腺垂体其他激素）释放
催乳素释放因子	PRF	促进PRL释放
催乳素释放抑制因子	PIF	抑制PRL释放
促黑激素释放因子	MRF	促进促黑激素（MSH）释放
促黑激素释放抑制因子	MIF	抑制MSH释放

2. 生长激素

生长激素可促进物质代谢与生长发育，对机体各器官和组织均有影响，对骨骼、肌肉及内脏器官的作用尤为显著。

（1）生长激素的作用与机制

作用		机制	异常
促进生长发育		促进软骨细胞分裂和生长→躯体生长发育	幼年缺乏→侏儒症；幼年过多→巨人症；成年过多→肢端肥大症
调节代谢	蛋白质代谢	促进氨基酸进入细胞内，促进蛋白质合成	
	脂肪代谢	促进脂肪分解，增强氧化，提供能量	
	糖代谢	抑制葡萄糖利用，升高血糖	分泌过多→垂体性糖尿病
调节免疫功能		促使免疫细胞分化，调节其功能	

（2）生长激素分泌的调节

调节因素	调节效应
下丘脑双重调节	GHRH促进GH分泌，为经常性调节者；GHIH抑制GH分泌
反馈调节	GH作用于下丘脑，刺激GHIH分泌；GH直接抑制腺垂体分泌GH；GH促进肝细胞分泌胰岛素样生长因子（IGF），抑制GH分泌
其他因素	睡眠：慢波睡眠，GH分泌增加
	低血糖、血中氨基酸和脂肪酸增多均能促进GH分泌
	运动、应激刺激、甲状腺激素、雌激素与睾酮均能促进GH分泌

3. 催乳素

作用	调节效应
对乳腺作用	青春期促进乳腺发育；妊娠期和哺乳期引起并维持泌乳
对性腺作用	女性，促进黄体形成并维持雌激素和孕激素分泌
	男性，促进前列腺及精囊生长，促进睾酮合成
在应激反应中的作用	应激状态下，和ACTH、GH分泌一同增加
调节免疫功能	促进B淋巴细胞进入乳腺，增强婴儿免疫功能

4. 下丘脑−神经垂体系统

下丘脑视上核和室旁核的神经细胞可合成血管升压素（VP）和缩宫素（OT），沿

下丘脑 – 垂体束运送到神经垂体。

	血管升压素	缩宫素
来源	下丘脑视上核和室旁核（主要为视上核）	下丘脑视上核和室旁核（主要为室旁核）
作用	促进远曲小管和集合管对水的重吸收；大剂量收缩血管升高血压	促进乳汁排出；促进妊娠子宫收缩

第三节　甲状腺

1. 甲状腺激素的合成过程

甲状腺激素有两种，即甲状腺素或四碘甲状腺原氨酸（T_4）和三碘甲状腺原氨酸（T_3），T_4的分泌量多于T_3，但T_3的生物活性高于T_4。

	甲状腺激素的合成过程
原料	碘、甲状腺球蛋白
关键酶	甲状腺过氧化物酶（TPO）
主要步骤	①甲状腺滤泡聚碘；②碘的活化；③酪氨酸的碘化与碘化酪氨酸的耦联
特点	①储存于细胞外（甲状腺腺泡腔内）；②储存量大

2. 甲状腺激素的生理作用

		作用	分泌过多对机体影响	分泌不足对机体影响
促进能量代谢	产热效应	提高多数组织的耗氧量和产热量	基础代谢率提高	基础代谢率降低
	代谢		分解代谢增强，饥饿、食欲旺盛、消瘦	
促进物质代谢	蛋白质	促进肌肉、肝和肾蛋白质合成	促进蛋白质分解	蛋白质合成减少，组织间黏蛋白增多，引起黏液性水肿
	糖	升高血糖作用（促进糖的吸收和糖原分解）>降低血糖作用（加强对葡萄糖的利用）	血糖升高，可有糖尿	
	脂肪	促进脂肪分解；促进胆固醇合成及降解	血胆固醇降低	血胆固醇升高

续表

	作用	分泌过多对机体影响	分泌不足对机体影响
促进生长发育	促进组织分化、生长与发育成熟，对脑和骨的发育尤为重要		以智力迟钝和身材矮小为特征的呆小症
对神经系统的影响	提高已分化成熟的神经系统兴奋性，兴奋交感神经系统	烦躁不安、注意力不集中、失眠等	记忆力减退、表情淡漠、嗜睡等
对心血管系统的影响	可使心率增快、心肌收缩力增强、心输出量增加	心率增加	

3. 甲状腺功能的调节

调节方式	调节效应
下丘脑－垂体－甲状腺轴的调节	①TRH促进腺垂体分泌TSH；②TSH促进甲状腺激素的合成和释放，刺激甲状腺细胞增殖；③甲状腺激素对TSH分泌起经常性负反馈调节作用（T_4、T_3浓度升高→抑制TSH分泌）
自主神经调节	交感神经兴奋促进甲状腺激素合成释放；副交感神经兴奋，抑制甲状腺激素分泌
自身调节	当血碘浓度增加时，最初甲状腺激素合成增加，但碘量超过一定限度后，甲状腺激素的合成明显下降

第四节 甲状旁腺和甲状腺C细胞

甲状旁腺激素和降钙素的作用

	主要作用	作用的靶部位		
		骨	肾	肠
甲状旁腺激素（PTH）	升高血钙降低血磷	促进骨钙入血	促进远端小管重吸收钙；抑制近端小管重吸收磷	促进1, 25－二羟维生素D_3生成，促进钙磷吸收
降钙素（CT）	降低血钙降低血磷	抑制破骨，增强成骨	抑制肾小管对钙、磷的重吸收	

第五节　肾上腺

1. 糖皮质激素的作用

		作用	分泌异常效应或相关作用
物质代谢	糖	对抗胰岛素作用，促进糖异生，升高血糖	分泌过多：血糖升高，甚至糖尿；分泌过少：低血糖
	蛋白质	促进肝外组织蛋白质分解	分泌过多：肌肉消瘦、骨质疏松、皮肤变薄、淋巴组织萎缩
	脂肪	促进脂肪分解	分泌过多：向心性肥胖
水盐代谢		有轻度的保钠排钾作用；还能降低肾小球入球血管阻力，增加GFR，有利于水排出	排水能力下降，严重时出现"水中毒"
允许作用		增强血管平滑肌对儿茶酚胺的敏感性（允许作用），提高血管张力，维持血压；降低毛细血管通透性	
应激反应		机体受到伤害性刺激时，血中ACTH和糖皮质激素分泌增加，出现的非特异性的适应反应，称为应激反应。糖皮质激素可提高机体抗伤害能力	去掉肾上腺皮质的实验动物，对有害刺激的抵抗力大大降低
抑制炎症和免疫反应		抑制炎症反应全过程，抑制T淋巴细胞分化，减少细胞因子产生	药理剂量有抗炎、抗过敏、抗中毒、抗休克作用
血细胞		血中红细胞、血小板和中性粒细胞增多；淋巴细胞和嗜酸性粒细胞数量减少	
中枢神经系统		提高中枢神经系统兴奋性	过量使用：欣快感、躁动、幻觉和失眠等；分泌过少：兴奋性降低、萎靡淡漠
消化系统		促进消化液和消化酶分泌	大量应用：导致胃酸升高，造成胃溃疡；分泌过少：导致胃酸低，食欲不振
骨及骨骼肌		增强骨骼肌收缩力，抑制成骨，促进溶骨	大量应用：骨质疏松；分泌过少：骨骼肌松弛无力

2. 糖皮质激素分泌的调节

主要是下丘脑 – 垂体 – 肾上腺皮质轴调节系统，调节糖皮质激素分泌，维持正常糖皮质激素浓度稳态。

调节因素	调节效应
CRH	下丘脑合成释放，调控腺垂体ACTH的分泌
ACTH	调节糖皮质激素合成、释放的重要因素，可促进糖皮质激素的合成、分泌，也促进束状带细胞的生长发育
反馈调节	长反馈：糖皮质激素负反馈调节腺垂体ACTH合成释放，也可调节下丘脑CRH分泌
	短反馈：ACTH反馈抑制CRH的合成释放
	超短反馈：CRH对CRH神经元的反馈调节

3. 肾上腺髓质激素的作用

（1）肾上腺髓质激素

生理作用	内容说明
参与"应急反应"	机体遭遇紧急情况时，交感 – 肾上腺髓质系统兴奋，髓质激素分泌增多，提高神经系统兴奋性，调动心血管和呼吸系统潜能
提高中枢神经系统的兴奋性	使机体处于警觉状态，反应灵敏
呼吸功能加强	使气道扩张，减少气道阻力，增加肺通气功能
心血管活动加强	心输出量增加，血压升高，血液循环加快，内脏血管收缩，全身血液重新分配
能量代谢加强	肝糖原分解增强，血糖升高；脂肪分解加强，脂肪酸氧化加强

（2）应激反应和应急反应的比较

	应激反应	应急反应
引起的刺激	机体遭遇内、外环境和社会、心理等伤害性刺激时，如低氧、创伤、感染、手术、饥饿、疼痛、寒冷以及精神紧张和焦虑不安等	
兴奋部位	腺垂体 – 肾上腺皮质系统	交感 – 肾上腺髓质系统

续表

	应激反应	应急反应
参与的激素	促肾上腺皮质激素和糖皮质激素为主，生长激素、催乳素、胰高血糖素、血管升压素等分泌也增加	肾上腺素和去甲肾上腺素
意义	使机体抵抗力增强	使机体处于警觉状态，反应灵敏

注：当机体受到伤害性刺激时，同时引起应激反应和应急反应，两者相辅相成，共同维持机体的适应能力。

第六节　胰　岛

1. 胰岛素的作用

生理作用		内容说明	缺乏的表现
调节物质代谢	糖	通过如下途径增加血糖去路（①②③）、减少血糖去路（④⑤），从而降低血糖：①促进组织对葡萄糖的摄取利用；②促进糖原合成；③促进葡萄糖转变为脂肪酸；④抑制糖原分解；⑤抑制糖异生	血糖浓度升高，超过肾糖阈，出现糖尿
	脂肪	促进脂肪合成并抑制脂肪分解	脂肪代谢紊乱，脂肪分解增强，血脂升高，生成大量酮体，引起酮血症
	蛋白质	促进氨基酸进入细胞、促进蛋白质合成的各个环节；抑制蛋白质分解	
对生长及其他方面的影响		①胰岛素是重要的促生长因子（直接或通过生长激素的作用间接实现）；②在整体水平参与机体摄食行为的调节（类似瘦素的作用）	

2. 胰岛素分泌的调节

调节因素	调节效应
血糖	血糖浓度是调节胰岛素分泌的最重要因素。血糖升高引起胰岛素分泌增加；血糖降低则胰岛素分泌回到基础水平

续表

调节因素	调节效应
氨基酸和脂肪酸	血中氨基酸和脂肪酸增高都可以引起胰岛素分泌增加
其他激素	胃肠道激素（如抑胃肽等）和胰高血糖素可以促进胰岛素分泌；升高血糖的激素可间接刺激胰岛素分泌
自主神经调节	迷走神经兴奋刺激胰岛素分泌；交感神经兴奋抑制胰岛素分泌

3. 胰高血糖素的作用

胰高血糖素是一种促分解代谢的激素，有很强的促进肝糖原分解和糖异生作用，使血糖明显升高；促进氨基酸进入肝细胞参与糖异生；促进脂肪分解。

考前必刷题

一、选择题

[A型题]

1. 下列关于激素的叙述，不正确的是
   A. 激素是由体内的各种腺体分泌的高效能生物活性物质
   B. 多数激素经血液循环，运送至远距离的靶细胞发挥作用
   C. 某些激素可通过组织液扩散至邻近细胞发挥作用
   D. 下丘脑神经细胞分泌的激素可经垂体门脉流向腺垂体发挥作用
   E. 激素在局部扩散后，可返回作用于自身而发挥反馈作用

2. 下列激素中，不属于胺类激素的是
   A. 肾上腺素
   B. 去甲肾上腺素
   C. 甲状腺激素
   D. 褪黑素
   E. 胰岛素

3. 可不经细胞核受体介导调节靶细胞活动的激素是
   A. TSH

   B. 糖皮质激素
   C. 1,25-二羟维生素D_3
   D. 孕激素
   E. 睾酮

4. 以下关于旁分泌的叙述，正确的是
   A. 激素通过血液作用于全身组织细胞
   B. 激素通过扩散作用于邻近细胞
   C. 激素通过扩散作用于自身细胞
   D. 由神经细胞分泌发挥局部作用
   E. 激素的唯一分泌方式

5. 下列不属于下丘脑调节肽的是
   A. TRH
   B. 缩宫素
   C. 促性腺激素释放激素（GnRH）
   D. 生长抑素
   E. 促肾上腺皮质激素释放激素（CRH）

6. 下列激素的分泌，不受腺垂体激素调控的是
   A. 糖皮质激素
   B. 甲状腺激素
   C. 甲状旁腺激素（PTH）

D. 雌激素

E. 雄激素

7. 下列腺垂体分泌的激素中不属于促激素的是

A. TSH

B. 生长激素（GH）

C. 促卵泡激素（FSH）

D. 促肾上腺皮质激素（ACTH）

E. 黄体生成素（LH）

8. 下列不属于GH作用的是

A. 促进蛋白质合成

B. 升高血糖

C. 促进脂肪分解

D. 促进软骨生长发育

E. 促进脑细胞生长发育

9. 通常引起GH分泌显著增加的机体状况是

A. 觉醒状态　　　　B. 轻度运动

C. 进餐期间　　　　D. 慢波睡眠

E. 异相睡眠

10. 关于催乳素（PRL）的叙述，不正确的是

A. 引起并维持泌乳

B. 对卵巢的黄体功能有一定的作用

C. 妊娠期PRL分泌减少，故妊娠期不具备泌乳能力

D. 参与应激反应

E. 吮吸乳头可反射性地引起PRL大量分泌

11. 下列关于缩宫素的叙述，不正确的是

A. 由下丘脑视上核和室旁核合成

B. 由神经垂体释放

C. 促进妊娠子宫收缩

D. 促进乳腺腺泡细胞分泌乳汁

E. 促进哺乳期乳腺排乳

12. 能使缩宫素分泌增加的有效刺激是

A. 排乳增加

B. 子宫颈扩张

C. PRL水平升高

D. 细胞外液量减少

E. 血浆渗透压升高

13. 影响神经系统发育最重要的激素是

A. 肾上腺素　　　B. 甲状腺激素

C. GH　　　　　　D. 胰岛素

E. 醛固酮

14. 下列关于甲状腺激素的叙述，不正确的是

A. 碘是甲状腺激素合成的重要原料

B. 用药物抑制合成后，血中甲状腺激素水平在1～2天内即下降

C. 对婴幼儿脑的发育有促进作用

D. 可增加组织耗氧量，增加产热

E. 交感神经兴奋可促进其合成

15. 下列不属甲状腺激素生理作用的是

A. 抑制糖原合成

B. 促进外周细胞对糖的利用

C. 适量时促进蛋白质合成

D. 提高神经系统兴奋性

E. 减慢心率和减弱心肌收缩力

16. 调节血钙与血磷水平最重要的激素是

A. 降钙素

B. 1,25-二羟维生素D_3

C. PTH

D. 降钙素

E. 甲状腺激素

17. 下列激素调节血钙浓度最快的是

A. PTH　　　　　B. 甲状腺激素

C. 降钙素　　　　D. ACTH

E. 胰岛素

18. 血浆中降钙素的主要来源是

A. 消化道黏膜细胞　B. 胎盘

C. 甲状腺C细胞　　D. 胰岛D细胞

E. 甲状旁腺

19. 与调节血钙水平无关的器官是

　　A. 肾　　　　　　　B. 肺

　　C. 肝　　　　　　　D. 皮肤

　　E. 小肠

20. 肾上腺皮质功能不足的患者，排出水分的能力减弱，出现"水中毒"，可补充

　　A. 胰岛素　　　　　B. 糖皮质激素

　　C. 醛固酮　　　　　D. 肾上腺素

　　E. 胰高血糖素

21. 关于应激反应的叙述，不正确的是

　　A. 缺氧、创伤、精神紧张等有害刺激时出现

　　B. 有多种激素参与

　　C. 是一种非特异性反应

　　D. 血中ACTH、糖皮质激素浓度升高

　　E. 血中肾上腺素、去甲肾上腺素浓度升高

22. 切除肾上腺引起动物死亡的原因主要是由于缺乏

　　A. 肾上腺素

　　B. 去甲肾上腺素

　　C. 肾上腺素和去甲肾上腺素

　　D. 醛固酮

　　E. 糖皮质激素

23. 支配肾上腺髓质分泌细胞（嗜铬细胞）的神经纤维是

　　A. 交感神经节前纤维

　　B. 副交感神经节前纤维

　　C. 交感神经节后纤维

　　D. 副交感神经节后纤维

　　E. 迷走神经

24. 有关肾上腺髓质激素生理作用的叙述，正确的是

　　A. 能促进糖原的合成

　　B. 能促进脂肪的合成

　　C. 降低组织的耗氧量

　　D. 内脏血管舒张

　　E. 骨骼肌血管舒张

25. 关于ACTH的分泌，下列不正确的是

　　A. 受下丘脑CRH的调节

　　B. 受糖皮质激素的负反馈调节

　　C. 受醛固酮的负反馈调节

　　D. 在应激状态下分泌增多

　　E. 长期大量使用糖皮质激素的病人，其分泌减少

26. 关于醛固酮的叙述，下列不正确的是

　　A. 血钠降低可刺激其分泌

　　B. 血钾下降可通过肾素-血管紧张素刺激其分泌

　　C. 血压下降、血容量减少可使其分泌增加

　　D. 有保钠、排钾、保水的作用

　　E. 能增强血管平滑肌对儿茶酚胺的敏感

27. 下列激素中能抑制胰岛素分泌的是

　　A. 抑胃肽　　　　　B. GH

　　C. 皮质醇　　　　　D. 甲状腺激素

　　E. 去甲肾上腺素

28. 关于胰岛素对代谢的调节，下列不正确的是

　　A. 促进组织对葡萄糖的摄取和利用

　　B. 促进糖原合成

　　C. 促进糖异生

　　D. 促进蛋白质的合成

　　E. 促进脂肪合成与贮存

29. 调节胰岛素分泌最重要的因素是

　　A. 血糖水平　　　　B. 血脂水平

　　C. 血中氨基酸水平　D. 血Na^+浓度

E.　血Ca^{2+}浓度

[B型题]

A.　糖皮质激素　　　　B.　ACTH

C.　降钙素　　　　　　D.　生长抑素

E.　甲状腺激素

1.　抑制肾小管上皮对钙离子重吸收的激素主要是

2.　对胰岛素分泌有抑制作用的激素是

3.　在激素贮存量上居首位的是

4.　由于分泌增多而导致满月脸、向心性肥胖的激素是

A.　呆小症　　　　　　B.　侏儒症

C.　巨人症　　　　　　D.　肢端肥大症

E.　黏液性水肿

5.　幼年时GH分泌过多可致

6.　幼年时GH缺乏可引发

7.　成年人GH分泌过多导致

8.　成年人甲状腺激素分泌过少可致

9.　婴幼儿甲状腺激素分泌过少导致

A.　DIT　　　　　　　B.　MIT

C.　T_3　　　　　　　　D.　T_4

E.　rT_3

10.　几乎无生物活性的甲状腺分泌物是

11.　血中浓度较高的甲状腺分泌物是

12.　生物活性最高的甲状腺分泌物是

[X型题]

1.　下列器官或组织具有内分泌功能的是

A.　下丘脑　　　　　　B.　肾脏

C.　胃肠道　　　　　　D.　心脏

E.　腺垂体

2.　激素传递的方式是

A.　经血液运送

B.　经组织液扩散至邻近的靶细胞

C.　经神经轴浆运送到特定部位释放

D.　经腺体导管分泌

E.　经局部扩散，再作用于内分泌细

胞自身

3.　以下关于激素生物作用的叙述，正确的是

A.　调节器官系统功能，维持机体内环境稳态

B.　调节机体营养与能量的平衡

C.　调节机体生长、发育及衰老过程

D.　调节机体生殖功能

E.　与学习记忆行为有关

4.　由下丘脑产生的激素有

A.　TRH　　　　　　　B.　血管升压素

C.　生长抑素　　　　　D.　缩宫素

E.　ACTH

5.　受下丘脑促进和抑制双重控制的腺垂体激素有

A.　PRL　　　　　　　B.　TSH

C.　GH　　　　　　　 D.　ACTH

E.　促黑激素

6.　在青春期女性乳腺发育中，具有促进作用的激素有

A.　甲状腺激素　　　　B.　GH

C.　PRL　　　　　　　D.　雌激素

E.　皮质醇

7.　甲亢患者将出现

A.　基础代谢率升高　B.　血糖升高

C.　消瘦　　　　　　　D.　收缩压升高

E.　中枢神经系统兴奋性升高

8.　关于TSH调节甲状腺功能的叙述，正确的有

A.　可加强碘泵活动

B.　可促进甲状腺激素合成释放T_3与T_4

C.　可刺激甲状腺细胞内核酸和蛋白质合成，使腺体增大

D.　受下丘脑TRH调控

E.　情绪反应不影响TSH分泌

9.　PTH的作用是

A．动员骨钙入血

B．抑制肾小管对磷酸盐的重吸收，降低血磷

C．促进肾小管对Ca^{2+}的重吸收，使尿钙减少

D．抑制1,25-二羟维生素D_3的生成

E．增强破骨细胞活动

10．糖皮质激素的作用有

A．提高机体对有害刺激的耐受性

B．促进蛋白质分解

C．使嗜酸性粒细胞和淋巴细胞数目减少

D．具有抗胰岛素作用，可使糖尿病患者病情加重

E．使中性粒细胞数量减少

11．肾上腺皮质功能不全患者将出现

A．向心性肥胖

B．血压降低

C．低血糖

D．机体抗意外伤害的能力降低

E．淋巴细胞数目增多

12．胰岛素缺乏对机体的影响有

A．葡萄糖的利用减少

B．葡萄糖的利用增加

C．脂肪分解增加

D．胆固醇增加

E．蛋白质合成减少

二、名词解释

1．激素

2．内分泌系统

3．靶细胞

4．应激反应

5．应急反应

三、填空题

1．决定激素特异性的是_____；激素在血中浓度很低，但作用显著，体现了激素的_____。

2．通常情况下，肽类激素的作用主要是通过_____传递机制；类固醇激素主要是通过_____发挥作用。

3．糖皮质激素维持血管紧张度的作用是一种_____作用；GH和胰高血糖素在升糖效应上有_____作用。

4．降钙素的主要靶器官是_____和_____；血管升压素的主要靶器官是_____和_____。

5．迷走神经兴奋可_____胰岛素分泌，可_____甲状腺激素分泌。

四、问答题

1．简述长期饮食缺碘为什么会导致甲状腺肿大。

2．切除大鼠一侧肾上腺后，其对侧肾上腺将发生什么变化？为什么？

3．调节血糖水平的激素主要有哪几种？试述其作用机制。

参考答案与解析

一、选择题

[A型题]

1．A。**解析**：分泌腺有内分泌腺和外分泌腺两大类，激素是由内分泌腺和内分泌细胞分泌的。其传递方式包括远距分泌（经血液运送）、旁分泌（经组织液扩散至邻近的靶细胞）、神经分泌（经神经轴浆运送到特定部位释放）和自分泌（经局部扩散，再作用于内分泌细胞自身）。

2. E。**解析**：肾上腺素、去甲肾上腺素、甲状腺激素为酪氨酸衍生物，褪黑素为色氨酸衍生物都属于胺类激素，胰岛素为蛋白质激素。

3. A。**解析**：类固醇激素的作用机制多为通过核受体影响基因表达，糖皮质激素、性激素和1,25-二羟维生素D_3均为类固醇激素，TSH为含氮激素，不经核受体发挥作用。

4. B。**解析**：旁分泌是指激素经组织液扩散至邻近的靶细胞，是激素传递方式之一。激素通过扩散作用于自身细胞为自分泌。

5. B。**解析**：下丘脑促垂体区可以产生9种下丘脑调节肽，包括TRH、GnRH、CRH、生长抑素等，调节腺垂体激素合成释放；缩宫素在下丘脑视上核和室旁核合成，作用于乳腺和子宫，不属于下丘脑调节肽。

6. C。**解析**：腺垂体释放ACTH、TSH、LH、FSH分别调节靶腺肾上腺皮质、甲状腺、性腺的激素合成与释放，即可调节糖皮质激素、甲状腺激素、雌激素、雄激素的分泌。PTH的分泌与腺垂体无关。

7. B。**解析**：腺垂体释放的ACTH、TSH、LH、FSH均是通过促进靶腺细胞分泌激素而发挥作用，称为促激素，GH不属于促激素。

8. E。**解析**：GH可促进蛋白质合成，加速脂肪分解，抑制糖的利用，升高血糖。GH对骨骼、软骨、肌肉、内脏器官的促生长作用尤为显著，但并不促进脑细胞的生长发育。

9. D。**解析**：人在觉醒状态，GH分泌较少，进入慢波睡眠后，GH分泌明显增加，转入异相睡眠后，GH分泌又减少。

10. C。**解析**：PRL具有如下作用：引起并维持泌乳，促进黄体形成并维持雌激素和孕激素分泌，参与应激反应，调节免疫功能。在哺乳时，婴儿吸吮乳头可反射性引起PRL大量分泌。妊娠期PRL分泌增多，但雌、孕激素浓度非常高，抑制了PRL对乳腺的作用，故妊娠期不具备泌乳能力。

11. D。**解析**：缩宫素由下丘脑视上核和室旁核合成，运输到神经垂体储存和释放，可促进妊娠子宫收缩，又可使哺乳期乳腺的肌上皮细胞收缩，将乳汁排出。促进乳腺腺泡细胞分泌乳汁是PRL的作用。

12. B。**解析**：缩宫素具有促进乳汁排出和促进妊娠子宫收缩的作用，分娩过程中，胎儿刺激子宫颈可引起缩宫素释放，有助于子宫进一步收缩。

13. B。**解析**：影响神经系统发育最重要的激素是甲状腺激素，如婴幼儿时期缺乏甲状腺激素，则神经系统发育迟缓，智力低下，导致呆小症。

14. B。**解析**：甲状腺激素是酪氨酸的碘化物，因此碘是甲状腺激素合成的重要原料。甲状腺激素是体内储存量最大的激素，可供机体利用50～120天，因此在使用抗甲状腺药物后，血中甲状腺激素水平不会在短时间内降低。甲状腺激素可使多数组织的耗氧量和产热量增加，提高基础代谢率；可促进婴幼儿中枢神经系统的发育成熟。甲状腺腺泡细胞受交感神经和副交感神经双重支配，交感神经兴奋促进其合成。

15．E。**解析**：甲状腺激素可促进糖的吸收和糖原分解，抑制糖原合成，促进外周细胞对糖的利用；正常情况下，促进蛋白质合成，表现为正氮平衡；可提高分化成熟的神经系统兴奋性。其对心血管活动的影响是使心率增快、心肌收缩力增强。

16．C。**解析**：调节血钙与血磷水平最重要的激素是PTH，发挥长期调节作用。

17．C。**解析**：调节血钙的激素主要是PTH和降钙素，PTH对血钙浓度发挥长期调节作用，降钙素的作用是快速而短暂的。

18．C。**解析**：血浆中降钙素的主要来源是甲状腺C细胞，也叫甲状腺滤泡旁细胞。

19．B。**解析**：皮肤、肝和肾均与1,25-二羟维生素D_3合成相关；1,25-二羟维生素D_3可促进小肠黏膜对钙的吸收，因此上述器官均与血钙水平相关。

20．B。**解析**：糖皮质激素可降低肾小球入球血管阻力，增加肾小球血浆流量而使肾小球滤过率增加，有利于水的排出。

21．E。**解析**：应激反应是遭受缺氧、创伤、精神紧张等有害刺激时出现，血中ACTH、糖皮质激素浓度升高，多种激素参与的非特异性反应。血中肾上腺素、去甲肾上腺素浓度升高的反应，一般称为应急反应。

22．E。**解析**：切除肾上腺髓质的动物可以抵抗应激刺激而不产生严重后果。切除肾上腺皮质的动物，对应激刺激的抵抗力大大降低，可致死亡。因此，切除肾上腺的动物发生死亡的主要原因是缺乏糖皮质激素。

23．A。**解析**：肾上腺髓质的嗜铬细胞直接受交感神经节前纤维支配。

24．E。**解析**：肾上腺髓质激素是指肾上腺素和去甲肾上腺素，可促进糖原、脂肪分解，增加组织的耗氧量，加强能量代谢。使内脏血管收缩，骨骼肌血管舒张，全身血液重新分配以利于应急时重要器官得到更多的血液供应。

25．C。**解析**：ACTH的分泌受下丘脑CRH的调节，在应激状态下分泌增多。受糖皮质激素的负反馈调节，长期大量使用糖皮质激素的患者，负反馈增强，其分泌减少。正常情况下，ACTH对醛固酮的分泌并无调节，也不受醛固酮的反馈调节。

26．B。**解析**：醛固酮的主要作用是保钠排钾保水，也可增强血管平滑肌对儿茶酚胺的敏感性。血压下降、血容量减少可通过肾素-血管紧张素系统促进其分泌增加，血钾升高、血钠降低可直接作用于肾上腺皮质球状带促进醛固酮分泌。

27．E。**解析**：GH、皮质醇、甲状腺激素等可以通过升高血糖间接刺激胰岛素分泌；抑胃肽也有明显的促胰岛素分泌的作用。去甲肾上腺素可以作用于α受体，抑制胰岛素分泌。

28．C。**解析**：胰岛素促进糖原、脂肪、蛋白质合成，促进组织摄取利用葡萄糖，抑制糖异生，降低血糖。

29．A。**解析**：血糖浓度是调节胰岛素分泌的最重要因素。血糖升高引起胰岛素分泌增加；血糖降低则胰岛素分泌回到基础水平。

[B型题]

1．C 2．D 3．E 4．A。**解析**：降钙素的主要作用是降低血钙和血磷，可抑制肾小管上皮对钙离子重吸收；胰岛D细胞分泌的生长抑素可通过旁分泌抑制胰岛素分泌；甲状腺激素在激素贮存量上居首位，可供机体利用50~120天之久。肾上腺皮质功能亢进时，糖皮质激素能提高四肢部位脂肪酶的活性，脂肪分解增强，而腹、面、肩及背的脂肪合成增加，呈现向心性肥胖的特殊体型。

5. C 6. B 7. D 8. E 9. A。**解析**：GH可促进机体生长发育，幼年时GH分泌过多可致巨人症；幼年时GH缺乏可引发侏儒症；成年后GH分泌过多，因长骨不能再生长，导致肢端肥大症。正常情况下，甲状腺激素可促进蛋白质合成，成年人分泌不足时，蛋白质合成减少，但组织间黏蛋白增多，可结合大量的正离子和水分子，引起黏液性水肿。甲状腺激素具有促进组织分化、生长与发育成熟的作用，特别是对脑和骨的发育尤为重要，婴幼儿甲状腺激素分泌过少导致小症。

10. E 11. D 12. C。**解析**：甲状腺激素主要有T_4和T_3两种，此外能分泌少量的rT_3，其中T_4占分泌总量的90%以上，T_3活性是T_4的5倍，rT_3无生物活性。

[X型题]

1. ABCDE。**解析**：内分泌系统是由机体各内分泌腺和散在的内分泌细胞组成。内分泌腺如腺垂体、甲状腺等。下丘脑、心脏、肾脏、胃肠道等存在散在的内分泌细胞。

2. ABCE。**解析**：激素传递的方式包括远距分泌（经血液运送）、旁分泌（经组织液扩散至邻近的靶细胞）、神经分泌（经神经轴浆运送到特定部位释放）和自分泌（经局部扩散，再作用于内分泌细胞自身）4种。外分泌主要是经腺体导管分泌。

3. ABCDE。**解析**：激素生理作用广泛，可调节新陈代谢，维持营养、能量平衡，维持内环境稳态；促进细胞增殖分化，调节机体生长、发育及衰老；促进生殖器官发育成熟，调节生殖功能；影响神经系统的发育和功能，与学习记忆行为有关。

4. ABCD。**解析**：TRH和生长抑素是由下丘脑促垂体区合成的，血管升压素和缩宫素是由下丘脑视上核和室旁核合成的，ACTH为腺垂体产生的激素。

5. ACE。**解析**：GH、PRL、促黑激素均受下丘脑生成的释放激素和释放抑制激素双重调节。TSH和ACTH受下丘脑生成的释放激素调节。

6. ABCDE。**解析**：在女性青春期乳腺发育中，雌激素、孕激素、GH、皮质醇、胰岛素、甲状腺激素及PRL均有促进作用。

7. ABCDE。**解析**：甲状腺激素可提高组织细胞耗氧量和产热量，既可促进血糖升高，又有促进血糖降低的作用。甲亢时，基础代谢率提高，血糖常常升高。甲状腺激素分泌过多还可促进脂肪、蛋白质分解增多而出现消瘦。甲状腺激素可使心肌收缩力增强，提高神经系统兴奋性，因此甲亢出现收缩压升高，中枢神经系统兴奋性升高。

8. ABCD。**解析**：TSH是调节甲状腺功能的主要激素，通过如下两个方面发挥作用：加强碘泵活动，促进甲状腺细胞合成释放甲状腺激素；刺激甲状腺细胞，促进腺细胞增殖，腺体增大。TSH分泌受下丘脑TRH调控，情绪反应可以影响TRH和TSH的分泌。

9. ABCE。**解析：**PTH的作用主要是升高血钙降低血磷。途径包括：促进肾小管对Ca^{2+}的重吸收，使尿钙减少，升高血钙；抑制肾小管对磷酸盐的重吸收，降低血磷；动员骨钙入血，快速效应中促进骨液中钙入血，延缓效应中增强破骨细胞活动，促进骨盐分解；促进1,25–二羟维生素D_3的生成，促进小肠对钙、磷的吸收。

10. ABCD。**解析：**糖皮质激素的作用：对抗胰岛素作用，促进糖异生，升高血糖；促进肝外组织蛋白质分解；促进脂肪分解。使血液中红细胞、血小板和中性粒细胞增多，嗜酸性粒细胞和淋巴细胞数量减少。通过应激反应，提高机体抗伤害能力。

11. BCDE。**解析：**肾上腺皮质功能不全，糖皮质激素分泌减少，会出现低血糖，血压降低，应激反应作用减弱，抵抗伤害能力降低，淋巴细胞数目增多。而糖皮质激素增多时会出现向心性肥胖。

12. ACDE。**解析：**胰岛素可促进葡萄糖的分解利用，加速葡萄糖合成为糖原贮存于肝和肌肉中，使血糖降低；也可促进脂肪、蛋白质合成。胰岛素缺乏时，葡萄糖利用减少，脂肪分解增加，胆固醇增加，蛋白质分解增加、合成减少。

二、名词解释

1. 由内分泌细胞分泌的具有特殊生理作用的高效生物活性物质称为激素。

2. 内分泌系统是由机体各内分泌腺体和散布于全身的内分泌细胞共同组成的信息传递系统。

3. 激素特异性作用的细胞称为激素的靶细胞。

4. 机体遭受各种有害刺激（感染、中毒、创伤等）时，血中ACTH和糖皮质激素分泌增加，多种激素参与的使机体抵抗力增强的非特异性的适应性反应，称为应激反应。

5. 机体遇到紧急情况，交感–肾上腺髓质系统活动加强，肾上腺髓质激素分泌急剧增多而发生的适应性反应，称为应急反应。

三、填空题

1. 受体　高效放大作用

2. 第二信使　调控基因表达

3. 允许　协同

4. 骨　肾　血管　肾小管

5. 促进　抑制

四、问答题

1. 甲状腺激素是酪氨酸的碘化物，碘是合成甲状腺激素的重要原料。长期饮食缺碘，原料不足，甲状腺激素合成减少，血液中甲状腺激素水平下降，对腺垂体的反馈抑制作用减弱，从而使腺垂体TSH的分泌增加。TSH除有促进甲状腺合成和释放甲状腺激素的作用外，还可促进腺细胞增生，导致甲状腺肿大。

2. 一侧肾上腺切除后，体内糖皮质激素水平下降，对ACTH的负反馈抑制减弱，ACTH的分泌增加，促进对侧肾上腺皮质代偿性增生肥大。

3. 调节血糖水平的激素主要有胰岛素、肾上腺素、糖皮质激素和胰高血糖素。此外，甲状腺激素、GH等对血糖水平也有一定作用。①胰岛素：可加速糖的氧化利用，促进糖原合成，抑制糖异生，使血糖降低；②肾上腺素：可使糖原分解加强，血糖水平升高，还可抑制胰岛素分泌；③糖皮质激素：可促进糖异生，使肝糖原分解增加，抑制组织细胞对葡萄糖的利用，使血糖升高；④胰高血糖素：具有强烈的促进糖原分解和糖异生作用，使血糖明显升高；⑤甲状腺激素：可促进糖的吸收和肝糖原分解，引起血糖升高，但也能加速外周组织对糖的利用，降低血糖，甲状腺功能亢进时，血糖常升高；⑥GH：能抑制外周组织对葡萄糖的利用，减少葡萄糖的消耗，有升高血糖的趋向。

第十二章　生　殖

第一节　男性生殖

1. 睾丸的生精功能

曲细精管是精子发生和发育成熟的场所，其上皮由生精细胞和支持细胞构成。原始的生精细胞即精原细胞经过一系列分裂，发育为成熟精子的过程称为生精。基本过程为精原细胞→初级精母细胞→次级精母细胞→精子细胞→脱离支持细胞进入管腔。

2. 睾丸的内分泌功能

激素	来源	主要作用
睾酮	间质细胞	①促进男性生殖器官的生长发育；②维持生精；③维持性欲；④对代谢的影响：促进蛋白质合成；刺激肾脏生成促红细胞生成素；类似肾上腺皮质激素作用，使水钠潴留；促进骨骼生长，使钙、磷沉积增加
抑制素	支持细胞	抑制腺垂体卵泡刺激素（FSH）的合成和分泌

3. 睾丸功能的调节

调节方式	内容
下丘脑－腺垂体对睾丸活动的调节	下丘脑分泌GnRH→促进腺垂体分泌FSH和黄体生成素（LH）；FSH促进支持细胞分泌促进精子生成的物质启动生精；LH促进睾酮合成，维持生精过程
睾丸激素对下丘脑－腺垂体的反馈调节	FSH可刺激支持细胞分泌抑制素，抑制素可反馈作用于腺垂体，抑制FSH的分泌；睾酮可反馈抑制GnRH和LH的分泌，维持血中睾酮的相对稳定

第二节　女性生殖

1. 卵巢的生卵功能

卵巢是女性的主性器官，可产生和排出卵子，同时分泌雌激素、孕激素及少量雄激素。

女性进入青春期后，下丘脑分泌GnRH增多，使腺垂体FSH和LH分泌增多。FSH促进卵泡生长发育，基本过程为原始卵泡→初级卵泡→次级卵泡→成熟卵泡。

2. 卵巢的内分泌功能

卵巢主要分泌雌激素和孕激素，也分泌抑制素和少量雄激素。卵巢分泌的雌激素主要是雌二醇，由卵泡内膜细胞和颗粒细胞产生，黄体细胞也能少量分泌；孕激素在卵巢内主要由黄体生成，妊娠期胎盘也大量分泌孕激素，孕激素主要为孕酮。

作用部位	雌激素	孕激素
生殖器官	①促进子宫生长发育，分娩前提高子宫平滑肌对缩宫素的敏感性；②促进卵泡发育和排卵；③促进输卵管运动，利于卵子向子宫腔排送；④促进阴道上皮增生、角化；⑤与孕激素配合，维持正常月经与妊娠发展	①促进子宫内膜进一步增厚；②妊娠期，降低子宫平滑肌细胞兴奋性，抑制其收缩；③降低母体对胎儿的免疫排斥反应
第二性征	促进女性副性器官的发育和第二性征的出现	促进乳腺腺泡发育，为泌乳做准备
其他	①促进成骨细胞活动，抑制破骨细胞活动，促进钙盐沉积，加速骨生长，促进骨骺闭合；②降低血浆胆固醇水平；③高浓度可引起水钠潴留；④促进蛋白质合成，尤其促进生殖器官细胞增殖分化	①产热作用，使基础体温在排卵后升高；②使血管和消化道平滑肌紧张性降低

3. 卵巢功能的调节

卵巢的周期性活动受下丘脑 - 腺垂体的调节，而卵巢分泌激素的周期性变化又对下丘脑 - 腺垂体进行正、负反馈调节。女性进入青春期，下丘脑分泌GnRH和腺垂体分泌FSH与LH均增多，同时雌、孕激素分泌增多。孕激素对下丘脑和腺垂体呈负反馈调节；雌激素在黄体期以负反馈方式抑制LH分泌，在卵泡成熟期，雌激素正反馈促进GnRH和LH的释放。

4. 月经周期

月经周期是指成年女性周期性的子宫内膜剥脱流血的现象。

卵巢周期	子宫内膜分期及变化	机制
卵泡期 （排卵前期）	月经期：子宫内膜剥落和出血，3～5天	黄体退化→血液中雌、孕激素水平低（子宫内膜剥脱流血）→对腺垂体负反馈作用弱→血液中FSH、LH浓度升高→雌激素生成增多→促进子宫内膜出现增生期变化→正反馈促进下丘脑GnRH分泌→FSH、LH分泌增加→LH作用下成熟卵泡排出卵子
	增生期：子宫内膜增生，腺体和血管增加，第6~14天	
黄体期 （排卵后期）	分泌期：子宫内膜腺体分泌，血管充血，第15~28天	LH促进黄体细胞分泌大量雌、孕激素→负反馈抑制GnRH分泌→FSH、LH减少→黄体退化，雌、孕激素水平下降→负反馈作用减弱→FSH、LH分泌增加→下一周期

第三节 妊娠与分娩

妊娠的维持及激素调节

激素	化学性质	来源	作用及意义
人绒毛膜促性腺激素	糖蛋白	胎盘	在妊娠早期维持卵巢黄体继续发育形成妊娠黄体，并使其继续分泌雌激素和孕激素，以维持妊娠；早孕诊断
雌激素和孕激素	类固醇	胎盘	接替黄体功能维持妊娠直至分娩；检测血中雌三醇含量高低，可判断胎儿是否存活
人绒毛膜生长素	多肽	胎盘	促进胎儿生长；催乳作用

考前必刷题

一、选择题

[A型题]

1. 结扎输卵管的妇女
   A. 副性征存在，附性器官萎缩
   B. 不排卵，无月经
   C. 不排卵，有月经
   D. 有排卵，有月经
   E. 副性征消失，附性器官萎缩
2. 排卵后形成的黄体可分泌

A. LH
B. FSH
C. GnRH
D. 人绒毛膜生长素
E. 孕激素和雌激素

3. 月经周期中，子宫内膜剥脱、发生流血的原因是
   A. 雌激素分泌增多、孕激素减少
   B. 雌激素分泌减少、孕激素增多

C．雌激素和孕激素分泌迅速增多
D．雌激素和孕激素分泌迅速减少
E．腺垂体分泌促激素增多

4．妊娠后期血中高浓度的雌激素和孕激素来自
A．肾上腺皮质　　B．卵泡
C．妊娠黄体　　　D．胎盘
E．卵巢

[X型题]

1．睾丸支持细胞的功能是
A．构成血-睾屏障
B．为精细胞供给营养
C．将精子排入曲细精管管腔
D．产生雄激素
E．分泌抑制素

2．男性附性器官有
A．输精管　　　B．附睾
C．前列腺　　　D．尿道
E．睾丸

3．关于精子的叙述，正确的是
A．来源于生精细胞
B．在曲细精管里是能运动的
C．有23条染色体
D．头部含有酶，使它容易穿进卵细胞
E．温度太高将影响精子生成

4．在正常的月经周期中
A．雌激素分泌出现两次高峰
B．子宫内膜生长的增生期依赖于孕激素的分泌
C．排卵后黄体分泌孕激素和雌激素
D．健康女性每个月月经周期平均28天
E．子宫内膜剥脱是由于雌激素和孕激素水平降低

5．关于人绒毛膜促性腺激素（HCG）的叙述，正确的是
A．在妊娠早期作用于子宫内膜，以维持子宫内膜的完整
B．在妊娠期最后3个月里分泌量最大
C．可以用免疫学技术在怀孕妇女的尿中检验出来
D．作用于胎盘产生大量雌激素和孕激素
E．是由胎盘滋养层细胞分泌的一种糖蛋白激素

二、名词解释

1．生殖
2．排卵
3．黄体
4．受精
5．着床

三、填空题

1．男性原始的生殖细胞为_____，存在于睾丸_____的基膜上。
2．睾丸间质细胞分泌的雄性激素主要是_____，雄激素的活性以_____为最强。
3．_____是女性的主性器官，可产生和排出卵子。
4．胎盘分泌的能够促进胎儿生长并具有催乳作用的激素为_____。

四、问答题

1．简述睾酮的主要生理作用。
2．简述雌激素和孕激素的主要生理作用。
3．试述月经周期中卵巢和子宫的变化及下丘脑、腺垂体对卵巢功能的调节。
4．简述睾丸的生精过程及其调节机制。

参考答案与解析

一、选择题

[A型题]

1. D。**解析**：输卵管为女性的附性器官，为生殖细胞输送提供条件；卵巢是主要性器官，是卵子产生发育成熟的场所，其分泌的雌激素是促进和维持第二性征的主要原因。因此结扎输卵管，不影响排卵，只是阻止精子与卵子相遇，避免受精。

2. E。**解析**：在LH的作用下，黄体细胞分泌雌激素和孕激素；LH和FSH由腺垂体合成分泌；GnRH由下丘脑合成分泌，人绒毛膜生长素由胎盘分泌。

3. D。**解析**：雌激素促进子宫内膜增生，在此基础上，孕激素使子宫内膜进一步增厚。在月经期前，黄体退化，雌、孕激素明显减少，致使子宫内膜剥脱、流血。

4. D。**解析**：胎盘于妊娠第6周开始分泌雌激素和孕激素，随妊娠时间延长不断升高，至分娩前达到最高峰。卵巢在排卵后分泌大量雌激素和孕激素，使子宫内膜发生分泌期变化，如受孕则在受精后6天左右，卵巢黄体转化为妊娠黄体并继续分泌雌激素和孕激素。肾上腺皮质只能分泌极少量的雌二醇。

[X型题]

1. ABCE。**解析**：曲细精管由生精细胞和支持细胞构成。支持细胞在精子发育中起辅助作用，形成血睾屏障，对生精细胞起支持和保护作用。支持细胞可分泌抑制素，雄激素主要由间质细胞分泌。

2. ABCD。**解析**：睾丸为男性主性器官，附睾、输精管、射精管、前列腺、精囊腺、尿道、阴茎等为附性器官，为生殖细胞的输送、排出提供条件。

3. ACDE。**解析**：生精过程为生精细胞即精原细胞经过一系列分裂，发育为成熟精子的过程。曲细精管是精子发生和发育成熟的场所，精子在曲细精管中不能运动。精子和卵子均带有23条染色体。精子生成和存活的适宜温度低于体温1℃~2℃；精子在与卵子相互靠近时顶体可释放顶体酶，使卵子的放射冠及透明带溶蚀，利于精子穿进卵细胞。

4. ACDE。**解析**：正常月经周期中，排卵前一天和黄体期雌激素出现2次分泌高峰，子宫内膜增生期主要依赖于雌激素的分泌；排卵后黄体分泌大量雌激素和孕激素，使子宫内膜发生分泌期相应变化，如未受孕，排卵后10天左右黄体退化，孕激素和雌激素浓度降低，子宫内膜剥脱，发生流血即月经，人类的月经周期为28天左右。

5. CE。**解析**：HCG是妊娠早期胎盘绒毛膜滋养层细胞分泌的一种糖蛋白，其作用是在妊娠早期维持卵巢黄体继续发育形成妊娠黄体，使雌、孕激素由黄体合成顺利过渡到由胎盘合成，以维持胎儿生长发育。在妊娠60天作用达到高峰，然后逐渐下降，于妊娠160天左右降至最低水平。由于HCG经尿排除，临床上利用孕妇尿液检测进行早期妊娠诊断。

二、名词解释

1. 生物体产生与自己相似的子代个体的过程称为生殖，对延续种系具有重要意义。

2. 成熟卵泡在LH作用下向卵巢表面移动，卵泡壁破裂，出现排卵孔，卵细胞、透明带与放射冠及卵泡液排出称为排卵。

3. 排卵后，塌陷卵泡内的颗粒细胞与内膜细胞在LH作用下转变为黄体细胞，形成血管丰富、外观呈黄色的内分泌细胞团，称为黄体。

4. 受精是指精子穿入卵子并与卵子融合为一个合子的过程，是有性生殖的基本特征。

5. 着床是指胚泡植入子宫内膜的过程，包括定位、黏着和穿透3个阶段。

三、填空题

1. 精原细胞　曲细精管

2. 睾酮　双氢睾酮

3. 卵巢

4. 人绒毛膜生长素

四、问答题

1. 睾酮的主要作用：①促进男性生殖器官的生长发育，促进男性第二性征的出现并维持其正常状态；②维持生精；③维持性欲；④促进蛋白质合成，特别是肌肉蛋白质的合成增加；⑤促进红细胞生成。

2. 雌激素的作用：①促进女性生殖器官生长发育，促进附性器官的发育和第二性征的出现，使其维持成熟状态；②促进卵泡发育，促进输卵管运动，促进排卵；③促进阴道上皮增生角化；④维持正常月经和妊娠的发展；⑤影响机体物质的代谢，促进成骨细胞活动，抑制破骨细胞活动，降低血浆胆固醇水平，促进蛋白质合成。孕激素的作用是在雌激素作用的基础上发挥的，包括：①促使子宫内膜进一步增厚，并发生分泌期的变化，防止子宫收缩，使宫颈黏液减少而变稠，不利于精子通过；②促进乳腺腺泡发育；③产热作用；④使血管和消化道平滑肌紧张性降低。

3. 卵巢的周期性活动受下丘脑-腺垂体的调控，卵巢分泌的雌、孕激素使子宫内膜发生周期性变化，并对下丘脑-腺垂体的活动进行反馈调节。卵泡期卵泡未发育成熟，血液中雌、孕激素水平低下，对腺垂体和下丘脑的负反馈作用较弱，下丘脑分泌GnRH增加，使腺垂体分泌FSH和LH增加，促进卵泡发育、雌二醇分泌逐渐增多（排卵前一天雌激素浓度达最高值），子宫内膜呈增生期的变化。LH水平增高，使孕酮水平增高，致成熟卵泡破裂，发生排卵。黄体期子宫内膜相当于分泌期，血液中雌、孕激素水平明显升高，通过负反馈作用使下丘脑和腺垂体受到抑制，使FSH和LH的分泌减少，黄体退化，导致雌、孕激素水平下降，子宫内膜剥落，血管破裂、阴道流血，即为月经。雌、孕激素减少后，对下丘脑和腺垂体的负反馈作用减弱，FSH和LH分泌又开始增加，重复下一个周期。

4. 睾丸中的曲细精管是产生精子的部位，原始的生精细胞即精原细胞，经历3个连续的阶段发育成精子：①精原细胞增殖期，经过有丝分裂，成为初级精母细胞；②精母细胞减数分裂期，经2次减数分裂，先后形成次级精母细胞和精子细胞；③精子分化期，精子细胞经过复杂的形态变化变为精子。生成精子的过程约需2个多月，并需要较低的适宜温度和特殊的微环境。下丘脑分泌GnRH作用于腺垂体，调控FSH和LH的释放，进而影响睾丸的生精功能。LH主要作用于睾丸间质细胞，促进睾酮的生成和分泌，在FSH存在的前提下，睾酮可使生精过程得以维持。FSH还可刺激支持细胞产生雄激素结合蛋白，以提高和维持雄激素在曲细精管的局部浓度，利于生精过程。同时，睾丸激素对下丘脑-腺垂体有反馈调节作用，LH促进间质细胞分泌睾酮，睾酮又可反馈抑制下丘脑和腺垂体，抑制GnRH和LH的分泌；FSH促进支持细胞分泌抑制素，抑制素可反馈抑制FSH的分泌。